GESTIONA TU
DOLOR
MANUAL PRÁCTICO

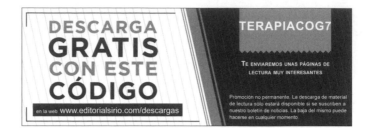

Título original: The Pain Management Workbook
Traducido del inglés por Francesc Prims Terradas
Diseño de portada: Editorial Sirio, S.A.
Maquetación: Toñi F. Castellón

© de la edición original
2020 de Rachel Zoffness

Edición publicada mediante acuerdo con New Harbinger Publications,
a través de International Editors & Yáñez Co' S.L.

© de la presente edición
EDITORIAL SIRIO, S.A.
C/ Rosa de los Vientos, 64
Pol. Ind. El Viso
29006-Málaga
España

www.editorialsirio.com
sirio@editorialsirio.com

I.S.B.N.: 978-84-19685-64-3
Depósito Legal: MA-123-2024

Impreso en Imagraf Impresores, S. A.
c/ Nabucco, 14 D - Pol. Alameda
29006 - Málaga

Impreso en España

Puedes seguirnos en Facebook, Twitter, YouTube e Instagram.

 El papel utilizado para la impresión de este libro está **libre de cloro** elemental (ECF) y su procedencia está certificada por una entidad independiente, no gubernamental, que promueve la sostenibilidad de los bosques.

Dra. Rachel Zoffness

Gestiona tu
DOLOR
MANUAL PRÁCTICO

Potentes herramientas de terapia cognitivo-conductual y
mindfulness para que puedas tomar el control del dolor
y recuperar tu vida.

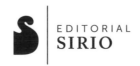

EDITORIAL
SIRIO

Este libro está dedicado a mi familia de amigos, la comunidad que me anima y me mantiene fuerte: mis queridos cisneritas; mis inspiradores colegas, colaboradores y conspiradores de la Universidad de California en San Francisco; mis redes de dolor crónico; los amantes de las aves rapaces; los colegas apasionados de la ciencia como yo y todas las otras personas que me han prestado algún apoyo, y cada amigo que me ha ofrecido una palabra amable, correcciones al borrador del libro, un lugar tranquilo donde escribir, una comida, una caminata, un refugio en la tormenta, un poco de amor, terapia a través de la interacción con una mascota peluda... Gracias, gracias, gracias.

A cada persona que vive con dolor crónico: no estás sola. Este libro está dedicado a ti.

Índice

Prólogo

Muchos de los que hemos destinado aunque solo sea una pequeña parte de nuestra vida al cuidado de los demás hemos sido testigos de lo difícil que es gestionar el dolor. Esta experiencia puede ser especialmente dura si somos nosotros mismos quienes padecemos dolor crónico o si lo sufre un amigo cercano o un miembro de la familia. El caso es que tanto los mecanismos del dolor crónico como el impacto personal que tiene son complejos y es necesario un enfoque multidimensional para restablecer el bienestar físico y emocional. Como catedrático y jefe de la División de Medicina del Dolor de la Universidad de California en San Francisco, dirijo un equipo extraordinario de médicos, científicos, terapeutas, enfermeros, etc., dedicado a encontrar formas de restablecer la salud física, conductual y social de las personas en el contexto del dolor crónico. Es dentro de este círculo de excelencia donde he conocido a la doctora Rachel Zoffness, de quien puedo decir que está desempeñando una labor fundamental de atención a pacientes que sufren dolor crónico, a los que asesora convenientemente. Gracias a su amplia experiencia clínica como psicóloga del dolor, su profundo conocimiento de la asistencia basada en estudios científicos y su papel como educadora, está cualificada como nadie para escribir un manual útil y científicamente riguroso destinado a personas adultas que padecen dolor crónico.

Este libro de ejercicios, completo a la vez que accesible, está lleno de ideas prácticas y actividades que cuentan con el respaldo de investigaciones médicas. Este hecho debería inspirar tranquilidad y confianza a cualquier persona que esté padeciendo dolor crónico, el cual, muchas veces, se sufre en silencio. Desde el primer capítulo, «Fundamentos de la ciencia del dolor», la doctora Zoffness desmitifica el tratamiento del dolor crónico al explicar claramente la importancia que tiene comprender el modelo *biopsicosocial* del dolor. Esta denominación transmite la idea de que el dolor no tiene componentes biológicos y neurológicos solamente, sino también cognitivos, emocionales, sociales y conductuales. Esta visión se extiende a lo largo del libro y proporciona un componente conductual fundamental a las estrategias interdisciplinarias como son las técnicas de medicina del dolor (físicas, farmacológicas e intervencionistas). Los numerosos puntos fuertes de este manual de trabajo derivan de que la doctora Zoffness ha integrado su experiencia clínica con técnicas conductuales científicamente probadas que implican de manera efectiva al lector. La doctora Zoffness nos cautiva con ejemplos de la vida diaria, la cual no suele aparecer reflejada en los libros de texto médicos clásicos. Complejos principios de la neurociencia se explican de manera sencilla y se presentan en ejercicios inteligibles y prácticos, como los siguientes: controlar el volumen del dolor utilizando nuestro *regulador del dolor*, evitar las «trampas del dolor» cognitivas y restablecer la salud cuestionando nuestra *voz del dolor*, usar la *exposición regular y gradual a la actividad* para recuperar la buena forma física poco a poco y muchas otras tácticas basadas en la terapia cognitivo-conductual (TCC) y la reducción del estrés basada en la atención plena (REBAP).

En mi papel como supervisor de un amplio abanico de estrategias para la gestión del dolor crónico, he constatado que la salud conductual se erige sin lugar a dudas como la puerta de entrada hacia la recuperación a largo plazo. Las personas hacen progresos a partir de la orientación que reciben por parte de algún experto y también a partir de lo que se dicen para cuidar de sí mismas y mostrarse compasión.

Este manual de trabajo abarca muy bien los dos aspectos de este proceso. Con las actividades relativas al estilo de vida prácticas y potentes que contiene, ofrece un avance muy necesario en la integración de la salud conductual en la medicina del dolor.

—Dr. Mark A. Schumacher, jefe de la División de Medicina del Dolor del Departamento de Anestesiología y Atención Perioperatoria de la Universidad de California en San Francisco (UCSF), profesor de Anestesiología y Atención Perioperatoria en la UCSF

Introducción y bienvenida

¡Bienvenido!,* soy la doctora Rachel Zoffness. Soy psicóloga del dolor, consultora médica, autora y miembro del cuerpo docente de la Facultad de Medicina de la Universidad de California en San Francisco, donde enseño sobre el dolor a médicos residentes e internos. Me formé en neurociencia, psicología y biología humana en la Universidad Brown, la Universidad de Columbia, el hospital Monte Sinaí San Lucas, el Mindful Center, la Universidad Estatal de San Diego y la Universidad de California en San Diego. Ayudo a personas que viven con dolor y afecciones, e imparto charlas y formación a profesionales de la salud de todo el mundo.

Este manual de trabajo está dirigido a cualquier individuo que esté dispuesto a aprender a lidiar con el dolor de una manera más efectiva, así como a cualquier profesional de la salud que trabaje con personas que viven con dolor. Los principales objetivos de este libro de ejercicios son los siguientes:

1. Ayudarte a recuperar el control de tu cerebro y el resto de tu cuerpo.

---

* N. del T.: Por razones prácticas, se ha utilizado el masculino genérico en la traducción del libro. Dada la cantidad de información y datos que contiene, la prioridad al traducir ha sido que la lectora y el lector la reciban de la manera más clara y directa posible.

15

2. Reducir la intensidad y la frecuencia del dolor.

3. Mitigar el impacto del dolor y la enfermedad en tu vida.

4. Enseñarte a manejar los factores desencadenantes para que sufras menos episodios y recaídas.

5. Enseñarte a hacer frente de manera más efectiva a las crisis de dolor una vez que se han desencadenado.

6. Reducir tu farmacodependencia.

7. Mejorar tu calidad de vida, para que puedas vivir una vida gratificante aunque puedas sentir algo de dolor.

A veces, las personas con dolor crónico se preguntan si se les ha recomendado la terapia cognitivo-conductual (TCC) o el mindfulness porque están «locas» o porque se supone que todo está en su cabeza. ¡La respuesta es *no*!; ni estás loco ni te estás inventando el dolor. Tu dolor es real. Por lo tanto, es posible que encuentres desconcertante que un médico u otro profesional de la salud te sugiera que te iría bien hacer terapia. Esta es la razón por la que este manual de trabajo puede ayudarte: los estudios han mostrado que la medicación por sí sola no es suficiente. En el ámbito del dolor, lo físico y lo emocional están entrelazados, inevitablemente. Se afectan entre sí en todo momento. Por lo tanto, para tratar el dolor de manera efectiva no podemos abordar los factores biológicos solamente, sino que también debemos tener en cuenta los factores cognitivos, emocionales, conductuales, sociales y ambientales. No tardaré en presentarte el «regulador del dolor», el centro de control del dolor que se encuentra en tu cerebro y tu médula espinal y regula el volumen del dolor. Este libro te dará herramientas para bajar ese volumen y recuperar el control de tu cuerpo. También puedes descargarte los materiales y herramientas del sitio web asociado a esta obra (en inglés): https://www.newharbinger. com/9781684036448/#nh-book-accessories.

Debido a que algunas personas no entienden el dolor, pueden considerar que ir a terapia o trabajar con un libro como este es vergonzoso en algún grado. Sin embargo, al igual que ir al gimnasio para ejercitar tu cuerpo no significa necesariamente que haya algo mal en él, ir a terapia para ejercitar tu mente no significa necesariamente que algo no funcione en tu cerebro. Más bien ocurre lo contrario: ejercitar el cuerpo hace que estés más fuerte y sano, y la terapia, que implica un tipo de ejercicio mental, hace que tu mente esté más fuerte y sana. Si es oportuno acudir a un entrenador de fútbol para mejorar en este deporte, sin duda es oportuno acudir a un «entrenador del dolor» para que nos ayude a gestionarlo mejor. Un terapeuta de TCC o este manual de trabajo pueden proporcionar este tipo de entrenamiento.

El dolor te quita poder. Esto es lo que hace. Te hace sentir como si tu cuerpo y tu vida no estuvieran ya bajo tu control. Te roba la salud, la movilidad, las relaciones, la vida sexual, las aficiones, el trabajo y los sueños. Ha llegado la hora de que recuperes este poder. En este libro encontrarás todo tipo de informaciones, consejos y herramientas: cuál es el propósito del dolor, cómo funciona el cerebro, cómo el hecho de cambiar los pensamientos y las emociones puede cambiar el dolor, y estrategias importantes para dominarlo. Estas competencias te proporcionarán un mayor control sobre tu cuerpo para que el dolor y la enfermedad tengan menos influencia en tu vida. De hecho, cuanto más uses este libro, más partido sacarás de él. *Solo te será útil si aplicas sus contenidos.* Considera que las estrategias que contiene son tu medicina diaria para el dolor: para obtener los mejores resultados, utilízalas todos los días.

Dado que el asesoramiento farmacológico no forma parte de la temática de este libro, nos centraremos en una serie de herramientas bioconductuales para la gestión del dolor que cuentan con respaldo científico y han demostrado ser útiles. Los ejercicios incluidos en este libro se fundamentan en trabajos de investigación y son divertidos de aprender y fáciles de practicar. Conectarás más con algunos de ellos que con otros; por lo tanto, encuentra las actividades que sean mejores para ti. Estos conocimientos han cambiado por completo mi propia experiencia con el dolor crónico, y espero que también cambien la tuya. Estaré contigo en cada etapa del camino, animándote.

CAPÍTULO 1

Fundamentos de la ciencia del dolor

S i estás luchando con el dolor crónico, no eres el único. Más de cien millones de estadounidenses viven con dolor crónico en la actualidad y casi todos los seres humanos experimentan dolor a lo largo de su vida. Pero a pesar de su alta prevalencia, el dolor no está bien comprendido. Muchas personas que viven con dolor crónico están hartas y frustradas. Tal vez desconfíes del sistema médico o estés enojado con la atención médica que estás recibiendo. Y es que ésta es la era de la epidemia de opioides.

Quizá te estés preguntando cómo ha podido suceder esto y por qué estás sufriendo las consecuencias. Es una buena pregunta. Una razón de ello es que hasta hace poco el dolor era considerado un problema puramente biomédico; se creía que no era más que el resultado de problemas biológicos como el daño tisular y el funcionamiento defectuoso de sistemas del organismo. Por lo tanto, se creía que el dolor requería soluciones puramente biomédicas, como fármacos e intervenciones quirúrgicas. Esta ha sido la forma predominante de abordar la gestión del dolor durante décadas. Sin embargo, el sistema médico se encuentra en un momento de cambio significativo y los tratamientos para el dolor están experimentando una revolución. Aunque los tratamientos biomédicos son importantes y salvan vidas, los trabajos de investigación y la experiencia clínica indican que las píldoras y las intervenciones quirúrgicas son insuficientes para tratar de manera efectiva el dolor crónico; se necesita algo más. Y te voy a decir por qué.

Tómate un momento para pensar en tres tratamientos que hayas probado, así como en sus resultados:

1._____

Resultado: _____

2. _____

Resultado: _____

3. _____

Resultado: _____

Si bien los procesos biológicos contribuyen claramente al dolor, la ciencia nos dice que no es el resultado de factores biológicos o médicos exclusivamente. Se trata de algo mucho más complejo. Hay múltiples factores que influyen en el dolor que sientes:

- Ciertas emociones (como la ansiedad, la depresión, la desesperanza y la ira).
- Factores cognitivos (como los pensamientos, las percepciones, las creencias y los procesos de atención).
- El contexto ambiental (por ejemplo, factores estresantes, experiencias traumáticas y el entorno físico).
- Factores sociales (como la cultura, la familia, el estatus socioeconómico y el grado de acceso a la atención médica).

Lo que sabemos actualmente sobre el dolor (de hecho, hace décadas que lo sabemos) es que es de naturaleza *biopsicosocial*.

Las tres vertientes del dolor: biopsicosocial

Las causas del dolor y, por lo tanto, los métodos más efectivos para tratarlo, son biopsicosociales. Esto significa que hay tres dominios interconectados e igualmente importantes que debemos abordar si queremos tratar eficazmente el dolor crónico y otros problemas de salud: la *biología*, la *psicología* y los factores *sociales*. Estos tres ámbitos se superponen tanto para *producir* como para *reducir* el dolor y otros síntomas. Debido a que el cerebro está conectado al resto del cuerpo todo el tiempo, la salud social, la salud emocional y la salud física están intrincada e inextricablemente entrelazadas. Examinemos con mayor detalle esta cuestión.

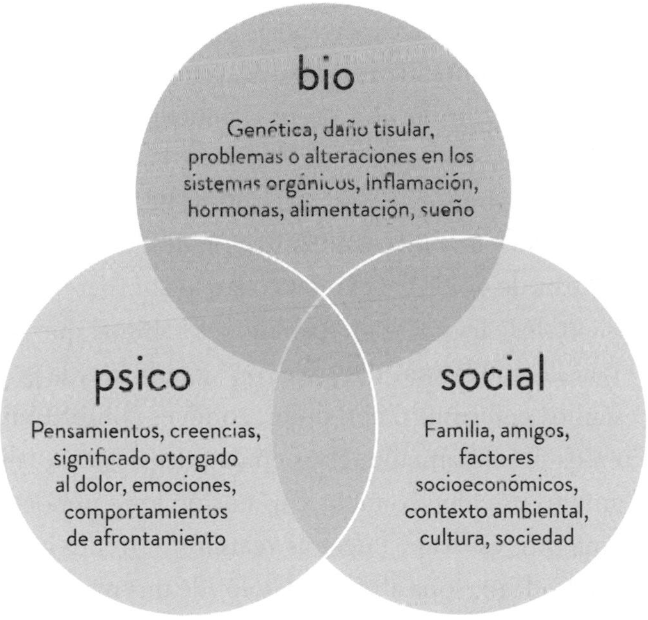

bio

Genética, daño tisular, problemas o alteraciones en los sistemas orgánicos, inflamación, hormonas, alimentación, sueño

psico

Pensamientos, creencias, significado otorgado al dolor, emociones, comportamientos de afrontamiento

social

Familia, amigos, factores socioeconómicos, contexto ambiental, cultura, sociedad

Figura 1. El dolor es de naturaleza biopsicosocial.

Los componentes *biológicos* del dolor y la salud incluyen factores genéticos, la edad, el daño tisular, disfunciones mecánicas y anatómicas, la inflamación, problemas inmunitarios y problemas en el sistema de transmisión del dolor. Estos factores biológicos se tratan habitualmente con intervenciones médicas como fármacos y operaciones. Si bien estas intervenciones suelen ser útiles para el dolor agudo o a corto plazo, los estudios indican que son considerablemente menos útiles para el dolor crónico. A estas alturas, es probable que hayas ido al médico muchas veces, te hayas sometido a múltiples pruebas y procedimientos y hayas tomado varios medicamentos distintos. Ojalá cuentes con un equipo médico excelente que te haya brindado mucha ayuda.

Es menos habitual que se aborden los componentes *psicológicos* de la salud, en parte porque, hasta fechas recientes, no los relacionábamos estrechamente con el dolor físico. El ámbito psicológico del dolor incluye factores cognitivos, emocionales y conductuales: emociones, pensamientos, creencias, el significado que le asignamos a nuestro dolor, recuerdos, experiencias previas, expectativas y comportamientos de afrontamiento. Los pensamientos y creencias negativos que acompañan al dolor crónico a menudo, del estilo «nunca mejoraré» o «esto no tiene remedio», nos hacen sentir peor. De hecho, se ha demostrado que las expectativas negativas incrementan el dolor; se produce una mayor señalización desde la médula espinal hacia los centros de dolor del cerebro (esto lo abordaremos en detalle en los capítulos cinco y seis). También es habitual que se presenten emociones como la ansiedad, la depresión, la ira y la impotencia cuando estamos enfermos o con dolor, como es comprensible. Pero como veremos próximamente, estas emociones negativas alientan el dolor. El ámbito psicológico incluye asimismo los comportamientos de afrontamiento, es decir, nuestras reacciones frente al dolor y la enfermedad. Cada persona afronta el dolor de una manera diferente: algunos nos recogemos en el sofá durante días; otros nos esforzamos mucho a pesar del dolor y pagamos un alto precio. La decisión de evitar o realizar ciertas actividades, totalmente o en cierto grado, tiene un impacto significativo en el dolor que sentimos.

El tercer ámbito es el *social* o *sociológico*. Incluye factores culturales, sociales y socioeconómicos; acontecimientos adversos sufridos en la infancia, como situaciones traumáticas; factores familiares y relaciones; el contexto ambiental, y el apoyo social. Para explicar el impacto directo que tienen los factores sociales en el dolor y la salud, empecemos con una pregunta: ¿cuál es el peor castigo que se le puede infligir a un ser humano? ¿Meterlo en la cárcel, dices? No, pero buen intento. Si uno se porta mal en la cárcel, lo ponen en confinamiento solitario, aislado de todo contacto y comunicación con los demás. ¿Qué dice sobre los seres humanos el hecho de que lo peor que nos puedan hacer sea aislarnos?

Los humanos somos animales sociales y evolucionamos para necesitarnos mutuamente para sobrevivir. Como verás en el apartado «Medicina social» del capítulo siete, nuestro cerebro y el resto de nuestro cuerpo liberan sustancias químicas que promueven la salud en presencia de otras personas y hormonas del estrés que perjudican la salud cuando estamos solos y aislados. Trabajos de investigación realizados con adultos mayores han revelado una mayor incidencia del dolor, las enfermedades, la depresión, la discapacidad e incluso la muerte entre los que están solos y aislados. De hecho, estar aislado en casa, no ir a trabajar ni participar en actividades sociales y dejar de dedicar tiempo a nuestras aficiones puede empeorar el dolor. Y como veremos muy pronto, lo contrario también es cierto: cuando tenemos más actividad social, podemos experimentar menos dolor. Los componentes sociales del dolor también incluyen factores socioeconómicos, culturales y ambientales como la cultura, la raza, el nivel de ingresos, el desempleo, el grado de acceso a la atención médica, una vivienda inadecuada, el maltrato, el abuso y el trauma.

Estos tres ámbitos están interconectados, lo cual no debería sorprendernos:

- Los factores *sociales* afectan a las hormonas y la química cerebral (factores *biológicos*), así como a los pensamientos y las emociones (factores *psicológicos*).

- Los cambios en las emociones, como el estrés y la ansiedad (factores *psicológicos*), alteran la química cerebral, los niveles hormonales y el funcionamiento inmunitario (factores *biológicos*).
- Atender las necesidades de sueño y nutrición (factores *biológicos*) puede mejorar el estado de ánimo (factor *psicológico*) y el desempeño social.

Todo está interconectado. El hecho de ocuparse de un ámbito repercute en todos los demás. Esto se debe a que el cerebro y el resto del cuerpo están inextricablemente vinculados.

A la hora de abordar el dolor, dividir a los seres humanos en dos entidades desconectadas (la mente, es decir, el ámbito mental por un lado, y el cuerpo, es decir, el ámbito físico por otro lado) no podría ser menos útil o más incorrecto. De hecho, si nos centramos exclusivamente en la vertiente biológica del dolor estamos *dejando de lado dos tercios del problema del dolor.*

Dolor = Biología + Psicología + Factores sociales

¿Qué factores biológicos, psicológicos y sociales sospechas que están contribuyendo a tu dolor?

Biológicos: _____

_____

Psicológicos: _____

_____

Sociales, culturales o ambientales: _____

_____

El enfoque biopsicosocial para la gestión del dolor es la base de este manual de trabajo. ¡Bienvenido, es un honor tenerte aquí! Estás a punto de tomar las riendas, aprovechar el poder de tu cerebro y cambiar tu experiencia relativa al dolor.

El gran efecto de comprender bien el dolor

Antes de adentrarnos en la gestión del dolor, es fundamental que comprendas tu dolor desde dentro hacia fuera. El hecho de comprender el dolor será empoderador para ti. Según algunos estudios, *entender* tu dolor puede *cambiarlo* de veras, sobre todo si esta comprensión se combina con herramientas de gestión del dolor como las que se encuentran en este libro. ¿Cómo es esto posible?

El dolor suele venir acompañado de miedo, ansiedad y aprensión. Como veremos muy pronto, estas emociones perpetúan el ciclo del dolor crónico; hacen que el dolor siga estando ahí y empeore. Sin embargo, cuando las personas comprenden su dolor, pueden interrumpir el ciclo. Comprender el dolor quiere decir saber cómo opera, de qué es indicativo y de qué no, qué hace que empeore y qué factores ayudan a combatirlo. Conocer el dolor puede resultar en una esperanza y una motivación mayores, menos pensamientos catastróficos, una percepción más precisa del dolor, menos miedo al movimiento, una reducción de la incapacidad, una mejora del rendimiento físico, menos visitas al médico, menos procedimientos médicos ¡y menos dolor! Por lo tanto, empezaremos por el principio. Comenzarás tu proceso de sanación aprendiendo más sobre el dolor.

¿Qué es el dolor?

La pregunta que más me hacen es: «¿Tratas tanto el dolor físico como el dolor emocional?». Mi respuesta siempre es: «Sí». La Asociación Internacional para el Estudio del Dolor define este como «una experiencia sensorial y emocional desagradable». Según los expertos, el dolor es tanto físico como emocional, en todas y cada una de las ocasiones. Nunca es o una cosa o la otra.

$$Dolor = Físico + Emocional$$

La neurociencia muestra que el dolor es lo que se llama un *proceso neurológico difuso*, lo que significa que no hay un solo centro en el cerebro responsable de producir la experiencia del dolor. Hay múltiples áreas cerebrales que contribuyen a dicha experiencia. Estas áreas incluyen las partes del cerebro responsables de:

- Los pensamientos (la corteza cerebral).
- Las emociones (el sistema límbico).
- Los procesos de atención (la corteza prefrontal).

Otras regiones del cerebro implicadas en la producción del dolor incluyen el tálamo (la «estación de relevo» de este órgano), la corteza cingulada anterior (registra la «desagradable emoción» del dolor), la corteza insular (codifica la intensidad del dolor; vincula la entrada sensorial con las emociones), la corteza somatosensorial (procesa la información sensorial procedente del cuerpo, incluida la ubicación del dolor), la corteza motora primaria (implicada en los movimientos con los que nos alejamos de los estímulos dolorosos), el hipocampo (almacena «recuerdos de dolor» desde la infancia) y la amígdala (centro del miedo, la ansiedad y otras emociones).

El cerebro integra toda esta información cognitiva, emocional, sensorial y de otro tipo para generar y regular el dolor. Esto significa que lo que *pensamos* y lo que *sentimos* afecta a nuestra experiencia del dolor. Y no solo a veces, sino todo el tiempo. Examina las palabras que empleas para describir tu dolor. Por ejemplo, yo describo mi dolor crónico en las piernas como ardiente, punzante, lamentable y frustrante.

¿Con qué palabras describirías tu dolor?

_____

_____

_____

_____

¿Has utilizado tanto palabras que hacen referencia a características físicas como palabras que hacen referencia a características emocionales en tu descripción, como yo? ¡Esto se debe a que el dolor no es solo físico, sino también emocional!

El dolor agudo y el dolor crónico

El dolor es una experiencia subjetiva compleja que se manifiesta de muchas formas. Si lo sientes, es real, y nadie debería decirte lo contrario. Algunos dolores vienen y se van con rapidez; desaparecen en menos de tres meses. Se dice que este tipo de dolor es *agudo* o a corto plazo, y por lo general es el resultado de una lesión o una enfermedad aguda. Son ejemplos de dolor agudo el provocado por una fractura ósea o una quemadura de segundo grado; el dolor del parto o el dolor muscular debido a la gripe también son de tipo agudo. Por otra parte, hay otros dolores más persistentes y duraderos. Si el dolor permanece durante más tiempo del esperado en función de la curación que debe producirse, tenemos el dolor llamado *crónico* o *persistente*. Por lo general, se considera que el dolor es crónico si está presente durante tres meses o más tiempo. El dolor crónico puede estar relacionado con una afección, como la migraña, la fibromialgia, la enfermedad de células falciformes o un cáncer, o puede no tener una causa conocida. Tanto el dolor agudo como el crónico se pueden experimentar en cualquier parte del cuerpo: la cabeza, la espalda, el estómago, un codo...

¿Qué enfermedad o problema de salud padeces y dónde sientes dolor?

_____

_____

_____

¿Cuánto hace que sientes dolor?

_____

¿Por qué experimentamos dolor?

La idea de no sentir nunca dolor nos podría parecer maravillosa; a mí me lo parece, al menos. Pero el dolor evolucionó y persiste en los seres humanos porque es un mecanismo que nos puede salvar la vida, como lo demuestra el hecho de que las personas que nacen sin la capacidad de sentir dolor no viven mucho tiempo. La razón de ello es que el dolor es el *sistema de advertencia* del cuerpo; su propósito es responder ante posibles peligros y alertarnos sobre las amenazas a nuestra seguridad y bienestar. De hecho, si el dolor no fuese terrible, no llamaría nuestra atención, y esta es su función precisamente. El dolor que no es molesto no logra que cambiemos nuestro comportamiento lo suficiente como para adoptar medidas de protección o autocuidado.

El sistema de advertencia que es tu dolor te avisa cuando has pisado un clavo y debes sacarlo, te impulsa a alejarte corriendo de un enjambre de avispas una vez que te han picado y te incita a detenerte y descansar después de sufrir una lesión en la cabeza. Al provocarte sensaciones desagradables, el dolor hace que dediques tiempo a la curación y te enseña a evitar situaciones peligrosas en el futuro. Aunque puede que cueste creerlo, el dolor suele ser positivo. Es la forma que tiene el cuerpo de mantenernos a salvo y con vida. Como te he indicado, el dolor es esencial para la supervivencia.

Menciona dos ocasiones en las que el dolor te haya ayudado y protegido (por ejemplo, un dolor muscular después de hacer ejercicio, o el dolor después de quemarte la mano con una sartén caliente):

1. _____

2. _____

La dinámica del dolor

Es fácil creer que el dolor se encuentra en el cuerpo exclusivamente, en el lugar en el que lo sentimos. Pero a pesar de que lo experimentamos en el resto del cuerpo, en realidad es el cerebro el que lo crea.

Hay algo que demuestra que el cerebro tiene un papel central en el dolor: el fenómeno médico conocido como *dolor del miembro fantasma*. Consiste en que una persona que ha sufrido un accidente y ha perdido un miembro continúa sintiendo un dolor terrible en el miembro que ya no está presente. Si el dolor estuviera ubicado en el cuerpo solamente, la ausencia del miembro debería implicar ausencia de dolor. Por lo tanto, el dolor tiene que crearse en otro lugar, y la ciencia nos dice que este lugar es el cerebro.

El increíble cerebro humano forma parte del *sistema nervioso central* (SNC), que está compuesto por el cerebro y la médula espinal. El SNC es el centro de control del organismo, y está al cargo de funciones corporales importantes como son el movimiento y el pensamiento. Siempre hay una corriente bidireccional en la médula espinal: la información que viaja desde el resto del cuerpo hacia el cerebro y la que viaja desde el cerebro hacia el resto del cuerpo. Estos mensajes ascendentes (del cuerpo al cerebro) y descendentes (del cerebro al cuerpo) regulan constantemente la experiencia del dolor, a la que acompañan una serie de cambios inmunitarios, hormonales, musculares y químicos en el organismo.

El funcionamiento básico del sistema del dolor comienza con los receptores sensoriales ubicados en el cuerpo llamados *nociceptores*, que recopilan información del mundo que nos rodea y nos alertan sobre posibles daños al detectar estímulos extremos de temperatura, presión o sustancias químicas. Albergamos múltiples tipos de nociceptores, como los termorreceptores (sensibles a los extremos térmicos), los mecanorreceptores (estimulados por cambios en la presión, la tensión o el movimiento) y los quimiorreceptores (estimulados por sustancias químicas potencialmente peligrosas). La información brindada por estos receptores sensoriales viaja hacia arriba por la médula espinal hasta llegar al cerebro, que interpreta estas señales y decide cómo responder: ¿hay una emergencia o se trata de una falsa alarma? ¿Qué comportamientos debemos cambiar para permanecer protegidos y a salvo?

Si el cerebro tiene cualquier razón para pensar que debemos protegernos, *genera dolor*. La evaluación que hace de la situación es un factor determinante de la cantidad de dolor que vamos a sentir. El contexto, los pensamientos, los recuerdos y experiencias previos, las emociones y el significado que le atribuimos al dolor influyen en la experiencia que tenemos de él. En otras palabras: *el dolor no es un indicador preciso del daño que han sufrido ciertos tejidos*. El dolor es una interpretación, el mejor cálculo que hace el cerebro a partir de toda la información disponible.

Por supuesto, el dolor muchas veces indica que, en efecto, el cuerpo está en peligro. Por ejemplo, supongamos que tropiezas en un sendero de hormigón mientras estás corriendo y te fracturas el tobillo. Los receptores sensoriales de tu cuerpo envían mensajes de advertencia desde el tobillo hasta la médula espinal, donde las neuronas motoras inician movimientos que cambian rápidamente tu comportamiento para que puedas protegerte. Este proceso se llama *nocicepción* y casi todos los animales lo experimentan, incluso los que tienen un sistema nervioso simple.

También tiene lugar el reconocimiento consciente del posible daño, que se comunica mediante señales sensoriales desde el cuerpo, a través de la médula espinal, hasta el cerebro. Estas señales alertan del posible peligro. Esta información llega a varias partes del cerebro (entre ellas, el centro emocional), que empiezan a trabajar juntas para llegar a una conclusión sobre cómo responder. Algunos de los datos con los que opera el cerebro son el contexto (¡caída sobre hormigón!), experiencias anteriores (¡caída similar a la del año pasado!), conocimientos previos (¡posible lesión!), emociones asociadas (¡pánico!) y las respuestas fisiológicas pertinentes (hematomas, hinchazón).

Entonces, el cerebro envía mensajes de vuelta al resto del cuerpo a través de la médula espinal: «¡Peligro! ¡DOLOR! ¡Ay, deja de correr!». Esta respuesta consciente al dolor determina tus decisiones y acciones posteriores: te paras en seco y cambias el comportamiento para evitar que tus huesos y tejidos sufran aún más daños. Imagina qué sucedería si continuaras como si nada hubiera pasado... Puede parecer maravilloso no sentir dolor, pero sin él, perjudicarías gravemente tu pierna en esa carrera, al no tener ninguna motivación para detenerte.

Relata una ocasión en la que la alarma del dolor te mandó una advertencia para que cambiases tu comportamiento y te protegieses así de mayores daños. ¿Qué hiciste en respuesta al dolor?

_____

_____

Pero como ocurre con la mayoría de los sistemas, el del dolor tampoco es perfecto. A veces se producen fallos. Por ejemplo, el cerebro puede interpretar erróneamente una señal de advertencia de algún lugar del cuerpo como «peligrosa» aunque no exista un verdadero peligro, lo que resulta en la generación o intensificación de un dolor durante semanas y meses cuando en realidad no se necesita protección. Cuando ocurre esto, el dolor se vuelve realmente molesto. El dolor crónico y continuo puede alterar la vida de maneras significativas: puede hacer que dejemos el trabajo y las aficiones, que ya no pasemos tiempo de calidad con la familia y los amigos, que pongamos fin a nuestra vida sexual e incluso que no salgamos de casa. Y puede hacer que nos sintamos enojados, deprimidos, con ansiedad y asustados.

¿Qué actividades que hacías antes has dejado de realizar a causa del dolor?

1. _____

2. _____

3. _____

El contexto importa

Debido a que el dolor es una estimación (la mejor evaluación que es capaz de hacer el cerebro en cuanto a la necesidad de protección que tiene el cuerpo y el grado de protección que requiere), el contexto es de vital importancia. El contexto lo proporciona el conjunto de toda la información disponible procedente de los entornos interno y externo. Incluye, entre otras cosas, la información que proporcionan los cinco sentidos (dónde estamos, con quién estamos, qué está sucediendo...); experiencias y recuerdos pasados; pensamientos, creencias y expectativas; emociones; predicciones sobre el futuro y conocimientos previos.

Por ejemplo, recibimos peor una sensación punzante en el brazo si la motiva una aguja larga y aterradora que si se debe a un pellizco afable y tranquilizador por parte de un amigo. Una sensación de dolor repentina en la pierna durante un vuelo duele más si creemos que se debe a un coágulo de sangre letal que si pensamos que se debe a que llevamos demasiado tiempo sentados. Si nos lesionamos en el trabajo en el transcurso de una jornada estresante, nuestra experiencia de la lesión será peor que si se produce un domingo por la tarde mientras estamos relajados y pasándolo bien. Los recuerdos de una conmoción cerebral dolorosa pueden exacerbar el dolor cuando sufrimos otro tipo de lesión en la cabeza. El dolor es peor si estamos solos y tristes que si nos sentimos felices y estamos rodeados de personas a las que queremos. Los colores agradables y los entornos tranquilizadores pueden hacer que el dolor parezca menos intenso; es por eso por lo que en los hospitales infantiles suele haber murales coloridos y animales de peluche. Si tomamos una píldora de azúcar (un placebo) *creyendo* que es un medicamento eficaz para el dolor, es posible que este disminuya por el solo hecho de que pensamos que lo hará. En resumen: *las indicaciones de peligro hacen que el dolor sea peor, mientras que las muestras de seguridad creíbles lo mitigan*.

Menciona una ocasión en la que te diste cuenta de que el contexto influyó en tu dolor:

_____

_____

Este importante principio aparece claramente de manifiesto en dos casos clínicos provenientes de estudios sobre el dolor, a los que llamo «Un cuento sobre dos clavos».

Caso 1. Un trabajador de la construcción saltó desde un tablón directamente sobre un clavo de dieciocho centímetros, que penetró en su bota y la atravesó por completo. El dolor que experimentó fue tan intenso que lo llevaron de inmediato al hospital y lo sedaron. Cuando los médicos le quitaron la bota, se encontraron con un milagro: el clavo había pasado entre dos de sus dedos; no había penetrado en absoluto en la piel. A pesar de lo que pareció al principio, el pie del hombre no había sufrido ningún daño: no había sangre, ninguna herida, ni siquiera un rasguño. Pero no te quepa duda de que a pesar de la ausencia de daño tisular el dolor era real. Veamos por qué.

Los receptores sensoriales del hombre, sus «detectores de peligro», informaron a su cerebro de que se había producido un accidente: un clavo había atravesado su bota. Su cerebro, percibiendo una posible amenaza para la seguridad y el bienestar del hombre, se sirvió del contexto para determinar lo que había sucedido: recopiló información procedente de los cinco sentidos (la visión de un clavo sobresaliendo de la bota, las caras horrorizadas de los compañeros de trabajo...), el conocimiento de que el entorno laboral era peligroso y había riesgos, y otros datos, para hacer una estimación aproximada de lo que había ocurrido y ofrecer una respuesta. Los pensamientos, las creencias y las emociones, entre las que cabe mencionar el pánico y el miedo, desencadenaron una serie de procesos biológicos y neuroquímicos, que se sucedieron en cascada. El cerebro, con el conjunto de la información, decidió que el hombre estaba en peligro, por lo que *generó dolor con el fin de brindarle protección*. En este caso, se manifestó un dolor real de resultas de factores que no tenían nada que ver con el daño tisular, un dolor tan intenso como el que habría sentido el hombre si el clavo le hubiese atravesado el pie.

Caso 2. Otro trabajador de la construcción (¡vaya oficio peligroso!) estaba utilizando una pistola de clavos cuando de repente se disparó hacia atrás y recibió un golpe en la cara. Aparte de un leve dolor de muelas y un hematoma debajo de la mandíbula, pensó que había salido ileso, así que continuó con sus tareas. Estuvo seis días haciendo vida normal (comiendo, durmiendo, yendo a trabajar...) y al sexto día fue al dentista. Para su sorpresa, una radiografía reveló que tenía un clavo de diez centímetros incrustado en la cabeza. Como las señales contextuales no pusieron en alerta máxima a su cerebro, el sistema del dolor se mantuvo relativamente relajado, a pesar de que el daño corporal era real y de que era necesaria una intervención médica importante.

Estas dos historias ponen de relieve varios puntos importantes, tanto para las personas que sufren dolor como para los profesionales de la salud. El primero es que *el dolor no es un indicador preciso del daño tisular*. Es posible experimentar un dolor terrible sin que exista ningún tipo de daño corporal (por ejemplo, un clavo en el zapato pero no en el pie) y poco dolor existiendo un daño significativo (por ejemplo, un clavo en la cabeza). Es decir, el hecho de que haya dolor en alguna parte no significa necesariamente que el cuerpo esté en peligro de sufrir daño. «Dolor» y «daño» no son lo mismo.

El segundo punto importante es que los pensamientos, las percepciones, las emociones, el contexto y el significado que le atribuimos al dolor —además de las impresiones sensoriales que transmite el cuerpo— definen la experiencia humana del dolor: pueden intensificarlo o bien mitigarlo. Es probable que hayas experimentado este fenómeno muchas veces. Por ejemplo, ¿alguna vez te has divertido tanto jugando al fútbol que no te diste cuenta de que tu pierna sangraba hasta después de que terminara el partido? ¿O has descubierto unos moretones misteriosos al ducharte, que no pudiste explicar?

Si has tenido este tipo de experiencia, anótala aquí:

_____

_____

Ocurre a menudo que los deportistas descubren que tienen sangre y hematomas una vez que ha terminado el partido; a veces, han transcurrido horas desde que se produjo la lesión. De hecho, factores cognitivos, emocionales y contextuales como el entusiasmo, la distracción, el placer, la percepción de seguridad y la falta de atención consciente pueden mantener el dolor a raya. Todo esto ejemplifica un punto importante, que puede parecer paradójico: *pueden producirse lesiones sin que exista dolor y puede existir dolor sin que se haya producido ninguna lesión*.

Esta desconexión entre el dolor y el daño también se ha visto en tiempos de guerra, cuando los médicos advertían que la gravedad de las lesiones de los soldados no se correspondía con el grado de dolor que experimentaban. Esto ocurría específicamente con los soldados que estaban a salvo apartados del campo de batalla, tranquilizados con la noticia de que estaban fuera de peligro y pronto regresarían a casa. De manera similar, estudios sobre el dolor de espalda han revelado que existe muy poca correlación, o ninguna, entre las «anormalidades» detectadas en los escáneres de la espalda y el dolor. En un estudio, se vio degeneración de los discos y se encontraron hernias de disco en un ochenta por ciento de pacientes ancianos que *no tenían síntomas ni dolor*. En otro estudio, se vio que las «anormalidades» que revelaban las resonancias magnéticas no tenían ninguna relación con el grado de discapacidad o intensidad del dolor declaradas por los pacientes: algunas personas con protuberancias y deformidades sentían dolor, mientras que otras que, según las resonancias, tenían problemas similares, no experimentaban dolor.

De resultas de todo ello, los científicos han concluido que, de la misma manera que se forman arrugas en el rostro, las «arrugas» que se forman en la columna vertebral son, probablemente, algo normal dentro del proceso de envejecimiento. Sin embargo, a menudo se cree que el problema revelado por el escáner es la única causa del dolor, lo que lleva a operaciones y otras intervenciones médicas innecesarias, que muchas veces no proporcionan ningún alivio. Esta circunstancia ha dado lugar a la incorporación de un nuevo diagnóstico en la literatura médica: el *síndrome de cirugía fallida de espalda*. De hecho, hasta un cuarenta por ciento de las operaciones de columna no tienen éxito, lo cual podría ser indicativo de que las intervenciones quirúrgicas tal vez no sean la solución para el dolor de espalda. Como ocurre con cualquier otro tipo de dolor, la causa del dolor de espalda es biopsicosocial, y el tratamiento más efectivo también lo es.

El sistema del dolor es «plástico»

Si bien es fácil creer que el dolor crónico nunca disminuirá o cambiará, hay datos que indican lo contrario. La neurociencia nos dice que los centros de dolor del cerebro no están «preprogramados»; es decir, las conexiones entre las células cerebrales no son fijas ni permanentes y el cerebro no está condenado a permanecer igual debido a nuestra constitución genética o a nuestro estado de salud. Las experiencias, el entorno y otros estímulos moldean la estructura y el funcionamiento del sistema del dolor en todo momento.

Las células nerviosas del cerebro, llamadas *neuronas*, tienen la capacidad de cambiar y reorganizarse con el tiempo. Las neuronas crecen, se encogen, se mueven y conforman redes completamente nuevas en función de los estímulos que reciben y las experiencias de la persona; compensan así lesiones y enfermedades, y ajustan su actividad en respuesta a los cambios ambientales y las nuevas situaciones. La actividad cerebral asociada con una función en concreto, como la visión, puede transferirse a otra ubicación del cerebro; el volumen cerebral en áreas específicas, como la parte responsable de la memoria, puede aumentar o disminuir; y las *sinapsis*, o conexiones entre las células cerebrales, pueden fortalecerse o debilitarse con el tiempo. Puede haber cambios microscópicos en neuronas individuales y puede haber cambios a gran escala en el conjunto del cerebro.

El término que se emplea para hacer referencia a la extraordinaria capacidad que tiene el cerebro de crecer y cambiar es *neuroplasticidad*: *plasticidad* significa que el cerebro (representado en el término por el componente *neuro*) es flexible y maleable, es decir, no es de ningún modo fijo y permanente. De manera similar, los sistemas biológicos del cuerpo también son «plásticos» y pueden adaptarse y cambiar con el tiempo, como cuando los músculos se desarrollan con el uso y se atrofian cuando no son utilizados.

Nuestro cerebro, maravillosamente plástico, está cambiando y transformándose continuamente para adaptarse a nuestras necesidades y a nuestro entorno. Cada vez que aprendemos algo nuevo, como un idioma extranjero, a conducir un automóvil de transmisión manual o la receta secreta de salchichas de una tía nuestra, el cerebro cambia. Cuanto más practicamos la nueva habilidad, más grandes y fuertes se vuelven las vías cerebrales dedicadas a ella. Hay una conocida frase que se refiere a este fenómeno: *las neuronas que se activan juntas se conectan entre sí.*

De manera similar, cada vez que olvidamos algo, como una fórmula matemática, el nombre de un colega o un suceso lamentable acontecido en la universidad (¿quizá sería mejor que olvidásemos más sucesos de este tipo?), nuestro cerebro también cambia. El olvido es el resultado de eliminar las vías neuronales prescindibles, del mismo modo que podamos las ramas secas de un árbol. Este fenómeno se conoce como *úsalo o piérdelo.*

Pero ¿cómo se aplica esto al dolor?

El dolor crónico cambia el cerebro

A tu cerebro se le da maravillosamente bien aprender. Si quieres ser bueno en algo, ya sea jugar al ajedrez, cocinar con llama alta o dibujar mapas, practícalo una y otra vez y tu cerebro mejorará en ello. Al igual que tus bíceps se vuelven más grandes y fuertes con el uso, lo mismo ocurre con las rutas cerebrales que se utilizan con frecuencia. Este cambio neuroplástico tiene lugar porque, como acabo de exponer, las neuronas que se activan juntas se conectan entre sí.

Pondré un ejemplo para que veas cómo funciona esto. Hace muchos años, quería ser una pianista excelente. Después de meses de práctica, era como si mis dedos conocieran las piezas. No necesitaba pensar; mis dedos tocaban la música, sin más. Se había producido un cambio en las partes de mi cerebro relacionadas con el sonido, la memoria y la coordinación motora. ¿Cómo pudo ocurrir? Bueno, cuanto más practicaba, más utilizaba la «vía del piano» de mi cerebro. Cuanto más utilizaba esta vía, más grande y fuerte se volvía, y mejor tocaba yo.

Tu cerebro también ha aprendido muchas cosas. ¿Cuáles son algunas habilidades que has practicado y en las que te has vuelto bueno con el tiempo?

1. _____

2. _____

3. _____

Así como al cerebro se le puede llegar a dar bien tocar el piano, dibujar mapas y cocinar platos flambeados, también se le puede dar muy bien la gestión del dolor. Si tenemos dolor durante semanas, meses y años, nuestro cerebro «practica» el dolor involuntariamente.

Cuanto más practicamos el dolor, más utilizamos la «vía del dolor» del cerebro. Cuanto más usamos esta vía, más grande y fuerte se vuelve. Cuanto más fuerte se vuelve esta vía, mejor se le da el dolor al cerebro, hasta que llega un punto en que decimos que el cerebro se ha vuelto *sensible*. Tanto el sistema nervioso central (SNC: el cerebro + la médula espinal) como el sistema nervioso periférico (SNP: el resto del cuerpo) pueden volverse sensibles.

El dolor crónico es una falsa alarma

Cuando el cerebro está *sensible*, es más receptivo a los estímulos sensoriales. Por ejemplo, si tienes un sentido del olfato sensible, detectas olores tenues que otras personas apenas notan; para ti son más intensos y los percibes en mayor medida. Algunos animales, como los perros, son sensibles al sonido; detectan sonidos que los humanos ni siquiera pueden oír. Y los sonidos que nos parecen fuertes lo son aún más para los perros: en todo Estados Unidos, los perros se esconden bajo las camas durante los fuegos artificiales del Día de la Independencia.

De manera similar, las personas con dolor crónico pueden volverse sensibles a los *mensajes de advertencia* del cuerpo. Estos mensajes parecen más intensos y el cerebro los percibe en mayor medida. Cuando la vía del dolor se ha vuelto grande y fuerte, decimos que el volumen del dolor está muy *alto*. Pequeñas señales que manda el cuerpo «suenan» y se perciben de una manera exagerada, por lo que los mensajes de advertencia se interpretan como señales de peligro incluso cuando el cuerpo está a salvo. En otras palabras: el sistema de advertencia se ha vuelto altamente reactivo.

Como ocurre con cualquier sistema de alarma, puede haber falsas alarmas. Con el dolor crónico, el sistema de advertencia del organismo «se activa» incluso cuando no sucede nada malo, como cuando la alarma del coche se dispara aunque no haya habido ningún intento de robo. A veces, el cerebro activa la alarma del dolor aunque no haya una situación de peligro, a pesar de que el dolor y el malestar sean muy reales.

Esta reacción se debe en parte a la corteza prefrontal, que es responsable de regular los procesos de atención. Una vez que el cerebro se ha sensibilizado y está superatento a los posibles peligros, está explorando todo el rato el entorno en busca de amenazas, y a veces encuentra algunas donde no las hay. Todo el sistema de «detección de peligro» está en alerta máxima, pero no tiene por qué estarlo. De hecho, estar pendientes del dolor todo el rato solo hace que este empeore. Estas señales de advertencia ya no son útiles ni nos protegen. Sencillamente, el sistema nervioso se ha «vuelto bueno» en lo que al dolor se refiere, por lo que la respuesta del cerebro es más intensa.

Dolor y daño no son lo mismo

Es fácil creer que si algo *duele* está *dañando* al cuerpo. De hecho, el sistema del dolor está ahí para advertirnos de las amenazas a nuestra seguridad. Pero el dolor no siempre indica que exista un peligro o un daño.

Antes que nada, definamos los términos:

Dolor: la incómoda y aflictiva sensación que experimentamos, por ejemplo, después de habernos dado un golpe en un dedo del pie.

Daño: perjuicio físico que recibe el cuerpo; por ejemplo, el hematoma y la hinchazón que quedan de resultas del golpe recién mencionado, que demuestran que se han roto capilares y se ha producido una inflamación.

El dolor agudo y a corto plazo a menudo es un indicador importante de daño o peligro potencial. Retomemos el caso de la fractura de tobillo que te hiciste corriendo (en el ejemplo que ponía anteriormente). Si intentas seguir corriendo, tu cerebro responderá con un claro mensaje de advertencia: «¡Detente!». Este dolor atrapa tu atención y te dice que te sientes y descanses, porque si corres con un tobillo fracturado, dañarás aún más los huesos, los músculos y los tejidos de la pierna, y tu cuerpo resultará bastante perjudicado.

Sin embargo, cuando el dolor se vuelve crónico, deja de ser un indicador confiable de peligro o daño. De hecho, experimentamos una falsa alarma que nos hace creer que estamos en peligro, aunque no lo estemos. Cuando percibimos un peligro, el cuerpo responde con estrés y miedo. Como veremos próximamente, el estrés y el miedo sensibilizan aún más el sistema del dolor, y este empeora.

Por estas razones, es importante que entiendas que si padeces dolor crónico, *el dolor que sientes no necesariamente es una señal de que estás en peligro de sufrir algún daño.* ¡Si bien el dolor es real, el peligro no lo es! Por ejemplo:

- Salir a caminar si tienes migrañas diarias puede ser doloroso, pero no va a dañar tu cabeza.
- Ir de pícnic al parque si tienes fibromialgia puede ser doloroso, pero no dañará tu cuerpo.
- Montar en la bicicleta estática si estás cansado y dolorido debido a la enfermedad de Lyme puede hacer que te sientas cansado, pero no será perjudicial para ti.

41

De hecho, ocurre lo contrario: el movimiento y el ejercicio ayudan a reeducar el sistema del dolor, y el efecto es que se «baja el volumen» de estas señales que «suenan más fuerte» de lo necesario.

Antes de poder apagar la falsa alarma, debes tener claro cuándo estás en riesgo de sufrir un daño real y cuándo no. Un ejemplo de alarma que indica un daño real puede ser un dolor de estómago posterior a la ingesta de mariscos, que te advierte de una peligrosa reacción alérgica. Y un ejemplo de alarma que no indica un verdadero daño es sentir dolor en el pie cuando caminas durante el proceso de recuperación del síndrome de dolor regional complejo (SDRC). En muchos casos de trastornos y enfermedades dolorosos, el dolor no indica necesariamente que el cuerpo esté sufriendo daño.

¿Puedes recordar alguna ocasión en la que sentiste dolor pero tu cuerpo no estaba en peligro de sufrir daño o verse perjudicado?

_____

_____

_____

Neuroplasticidad: reeducar el sistema del dolor

La buena noticia es que, debido a que tu cerebro y el resto de tu cuerpo son plásticos, puedes comenzar a reeducar tu sistema del dolor de inmediato. ¡Hoy mismo! Una forma de ayudar a tu sistema nervioso sensible es *desensibilizarlo*. Cuando desensibilizas el cerebro y el resto del cuerpo, reduces tu grado de sensibilidad al dolor, disminuyes el miedo relacionado con el dolor y bajas el volumen del dolor.

La mejor manera de hacer esto es mediante la *exposición gradual* a pequeñas dosis de estímulos potencialmente desencadenantes, como el movimiento, el tacto y la actividad. El proceso de desensibilización puede parecer complicado, pero el cerebro y el resto del cuerpo se desensibilizan frente a los estímulos todo el tiempo. Por ejemplo, ¿alguna vez has entrado en una habitación que olía a basura y has dejado de percibir el olor al cabo de unos minutos? Ahí lo tienes: tu cerebro se volvió insensible a ese olor.

En este libro, aprenderás técnicas para desensibilizar el cerebro y el resto del cuerpo y controlar tu dolor. Al enseñarle al cerebro que no todo dolor es peligroso (que *dolor* y *daño* no son lo mismo) fomentarás la creación de nuevas vías cerebrales que asociarán la actividad y el movimiento con la *seguridad*, con lo que tu cerebro dejará de asociarlos con el peligro. Aprenderás a exponer gradualmente tu sistema del dolor sensibilizado a pequeñas dosis de actividad y estímulos que suscitarán una fuerte reacción de dolor al principio (actividades como caminar con dolor de espalda o socializar con fibromialgia) para que, con el tiempo, la respuesta de dolor se vaya mitigando, hasta que llegue el punto en que tu cerebro deje de alarmarse.

Tal vez te parezca imposible ahora, pero tú también puedes establecer un botón de «apagado» para la alarma de dolor de tu cerebro. Al presionar repetidamente este botón de apagado (varias veces al día todos los días) utilizando los ejercicios que se ofrecen en este libro, debilitarás la asociación entre *dolor* y *peligro*, es decir, «podarás» esta vía neuronal defectuosa. Con el tiempo, a medida que te vayas acostumbrando, poco a poco, a pequeñas cantidades de actividad y estimulación, tu cerebro aprenderá que *dolor* no significa necesariamente *peligro* o *daño*. Esto ayudará a que tu sistema nervioso se reconfigure: sus grandes señales de advertencia perderán intensidad.

La desensibilización es fundamental para romper el ciclo del dolor.

Para conseguir este objetivo, es importante que realices actividades: deberás salir al aire libre, mover el cuerpo, estar con amigos y estimular tu poderoso y asombroso cerebro. Sé que parece paradójico. Cuando uno es presa del dolor, es normal que piense que debe quedarse en casa y descansar. Esto es lo que hacemos la mayoría de nosotros como respuesta al dolor y la enfermedad. Es cierto que necesitas descansar unos días para recuperarte de una operación, una enfermedad o una lesión aguda, pero si estás experimentando dolor crónico y te quedas en casa y no te mueves, estarás cayendo en una trampa. Llevar un estilo de vida sedentario y perderte la vida durante largos períodos de tiempo hace que el dolor empeore, porque tu sistema nervioso permanece sensibilizado frente al dolor y centrado en el dolor. El sistema de la falsa alarma sigue sonando con fuerza sin que haya nada que controle su volumen. De hecho, cuanto más tiempo te quedes en casa evitando la actividad, más tiempo permanecerá tu cerebro en este estado sensible y protector, y más tiempo durará tu dolor. Esto nos ocurre a muchos, yo incluida: cuando pasé a sufrir dolor crónico, estuve más de un año acostada en el sofá «recuperándome».

¿Cuál es la mayor cantidad de tiempo que has permanecido en tu hogar o en un lugar cerrado?

Antes de aprender a reeducar tu sistema del dolor (¡cosa que lograrás, sin duda!), debes saber cómo afectan al dolor los pensamientos y las emociones.

Aspectos básicos sobre la regulación del dolor

El sistema del dolor es complejo. La siguiente analogía te ayudará a comprenderlo.

Imagina que tienes un *regulador del dolor* en tu sistema nervioso central (SNC) que controla el volumen del dolor, similar al botón de volumen del equipo de sonido de tu automóvil. La función de este regulador es protegerte de cualquier daño. Cada vez que tu cerebro percibe o cree que tu cuerpo está en peligro, gira el regulador del dolor para «subir el volumen» de este, lo suficiente como para llamar tu atención y hacer que cambies tu comportamiento y te alejes del peligro. Sin embargo, si tu cerebro determina que tu cuerpo está a salvo, gira el regulador para bajar el volumen del dolor y las señales de advertencia pasan a ser menos estridentes.

Peligro real o percibido $=$ *El volumen del dolor está alto*
Seguridad real o percibida $=$ *El volumen del dolor está bajo*

El regulador del dolor también pueden manipularlo estos factores:

1. El estrés y la ansiedad.
2. El estado de ánimo.
3. La atención.

Más concretamente, cuando te sientes *estresado y con ansiedad*
    (tu cuerpo está tenso y rígido,
    tienes pensamientos de preocupación
    y percibes o crees que tu cuerpo está en peligro),
        tu corteza cerebral y tu sistema límbico (que controlan los
        pensamientos y las emociones) envían señales a tu regula-
        dor del dolor para subir el volumen al máximo.
        Tu cerebro, interpretando esto como una emergencia, ge-
        nera señales fuertes que suenan así:
        ¡¡¡¡¡¡DOLOR!!!!!!! ¡¡¡¡¡¡DOLOR!!!!!!!
        ¡¡¡¡¡¡¡DOOOOOOOLOOOOOOORRRRRR!!!!!!!!

El regulador del dolor también está controlado por emociones negativas como la tristeza, la ira, la desesperanza y la frustración.

Cuando tu *estado de ánimo* está bajo y tus pensamientos son negativos,
    tu cerebro amplifica los mensajes de peligro
    para que el volumen del dolor se eleve
    y el dolor sea más intenso.

Ocurre lo mismo cuando la *atención* está centrada en el dolor.
Cuando estás en casa en la cama,
sin ir al trabajo ni acudir a eventos sociales,
enfocado en tu dolor,
tu corteza prefrontal (que controla la atención) envía señales a tu regulador del dolor
y lo sube al máximo,
de tal manera que el dolor empeora.

¡Pero no te preocupes! ¡También ocurre lo contrario!

Cuando tus niveles *de estrés y de ansiedad* están bajos
(tu cuerpo está relajado,
tus pensamientos están tranquilos
y percibes o crees que tu cuerpo está a salvo),
tu corteza cerebral y tu sistema límbico envían señales al regulador del dolor para bajar el volumen de este,
que pasa a ser menos intenso.

Y cuando tu *estado de ánimo* es bueno
(realizas actividades placenteras,
tus pensamientos son positivos
y te sientes feliz),
tu cerebro determina que se necesita poca protección,
por lo que el volumen del dolor baja.

Y, finalmente, cuando estás *distraído*
(cuando pones la atención en otras cosas ajenas al dolor,
como actividades sociales, ver películas divertidas con amigos y comer palomitas de maíz),
el volumen del dolor baja,
por lo que este pasa a ser menos intenso.

Esto significa que *cuando estás relajado, feliz, distraído y crees que tu cuerpo está a salvo*, el dolor es más suave. Las señales suenan así:

DOLOR. DOLOR.
DOLOR.

El dolor sigue estando ahí (no ha desaparecido por arte de magia), pero es *menos intenso*.

Esta analogía nos permite llegar a la siguiente conclusión: *los pensamientos, las creencias, las emociones, las percepciones, los comportamientos de afrontamiento y el contexto pueden modificar el volumen del dolor.*

A continuación veremos cómo entraron en juego estos factores en el caso de Ethan.

La historia de Ethan

Ethan, un hombre de setenta y dos años que vivía solo, había pasado recientemente por una operación de reemplazo de rodilla. Su dolor diario era de diez en una escala del uno al diez. Estuvo en una silla de ruedas durante meses, incapaz de participar en actividades o de atender su cuidado personal, preocupado por la posibilidad de no volver a caminar. Un día, su nieta fue a visitarlo y llevó amigos. Se sentaron juntos en el sofá y ojearon los viejos álbumes de fotos de Ethan; contaron historias y rieron. La nieta horneó galletas calientes. Ethan se sumergió tanto en sus recuerdos y disfrutó tanto con las historias, las galletas y la compañía que «olvidó» su dolor. Cuando el grupo se hubo marchado, se dio cuenta de que se había olvidado de tomar su dosis de analgésicos (la dosis de la tarde). La combinación de la relajación, las risas, la compañía, el placer y la distracción fue como una medicina mágica que bajó su regulador del dolor sin que tan siquiera lo advirtiera.

Relata una ocasión en la que estabas distraído, feliz, relajado o divirtiéndote y te «olvidaste» de tu dolor un rato (o no te martirizó tanto):

_____

_____

Si los pensamientos, las creencias y las emociones pueden intensificar y mitigar el dolor, ¡esto significa que tienes más control sobre tu dolor de lo que podrías haber imaginado! De hecho, *puedes tomar el control de tu regulador del dolor si gestionas (1) el estrés y la ansiedad, (2) el estado de ánimo, (3) la atención, (4) las interpretaciones y la comprensión del dolor y (5) los comportamientos de afrontamiento.*

Para no alentar falsas expectativas, es importante que aclare algo. Regular los factores emocionales, conductuales, cognitivos y contextuales *no* implica una cura instantánea y mágica para el dolor. Si bien estas estrategias pueden ser muy potentes, subir y bajar el volumen del dolor no significa necesariamente que el dolor esté presente o no lo esté en absoluto. No vas a sentirte mejor en un instante o permanentemente, ni vas a librarte del dolor para siempre, por sentirte feliz o distraerte un rato. No voy a hacer falsas promesas. Dicho esto, los estudios al respecto muestran que el control efectivo del dolor requiere una reprogramación del sistema del dolor a través de un enfoque biopsicosocial, que apunte a factores cognitivos, emocionales, conductuales y ambientales. Esto implica crear y fortalecer nuevas vías cerebrales a la vez que debilitamos las antiguas. Este objetivo se puede lograr practicando las estrategias de gestión del dolor incluidas en este libro una y otra vez. Intenta aplicarlas todos los días, para que, al presionar repetidamente el botón de «apagado» de tu alarma del dolor, acabes por hacerlo de manera automática. ¡Recuerda que las neuronas que se activan juntas se conectan! Cuanto más practiques el control del dolor, más grande y fuerte se volverá tu «vía de control del dolor».

Haz tres fotocopias de la «Revisión del regulador del dolor» y pon una copia en tu nevera, pega otra al lado de tu cama y lleva la tercera al trabajo. (También puedes descargarla, en inglés, de este sitio web: https://www.newharbinger.com/9781684036448/#nh-book-accessories [«Pain Dial Review»]).

REVISIÓN DEL REGULADOR DEL DOLOR

Volumen alto = El dolor es más intenso

Percepción o creencia de que el cuerpo está en peligro

Estrés o ansiedad

Cuerpo rígido y contraído

Pensamientos de preocupación

Estado de ánimo negativo

Atención enfocada en el dolor

Permanecer en casa o en la cama durante largos períodos

Volumen bajo = El dolor es menos intenso

Percepción o creencia de que el cuerpo está a salvo

Relajación

Cuerpo suelto y menos tenso

Pensamientos serenos

Estado de ánimo positivo

Distracción, atención enfocada en otra cosa

Salir al exterior, mover el cuerpo y participar en actividades

Baja el volumen del dolor

Para comenzar a recuperar el poder frente al dolor, piensa en actividades que mejoren tu estado de ánimo, relajen tu cuerpo y tu mente y te distraigan. Estas actividades ayudarán a que el volumen del dolor baje. Para sanar, tu sistema nervioso necesita que te expongas a la luz solar, que realices actividades en el mundo real y que interactúes con personas; por lo tanto, procura elegir actividades que no estén centradas en las pantallas exclusivamente. A continuación, voy a hacerte una serie de preguntas; las respuestas de Ellie podrían inspirarte:

¿Qué levanta tu estado de ánimo?

La lista de Ellie:

1. Mi clase de baile de los sábados.

2. Observar cómo mi gato intenta entender el grifo que gotea.

3. Leer blogs de cocina.

4. Un helado de frambuesa con chispas de chocolate.

Tu lista:

1. _____

2. _____

3. _____

4. _____

¿Qué relaja tu cuerpo?

La lista de Ellie:

1. Un baño caliente.

2. Salir a caminar por la naturaleza.

3. Que me den un masaje en la espalda.

4. Hacer estiramientos y practicar yoga.

Tu lista:

1. _____

2. _____

3. _____

4. _____

¿Qué relaja tu mente?

La lista de Ellie:

1. Decirme a mí misma que todo va a estar bien.

2. Imaginar que estoy en mi playa favorita, en México.

3. Escuchar tormentas en una aplicación de recursos para la relajación.

4. Practicar mindfulness.

Tu lista:

1. _____

2. _____

3. _____

4. _____

¿Qué te distrae?

La lista de Ellie:

1. Los crucigramas y los juegos de ingenio.

2. Las recetas de pollo complejas.

3. Pintar con acuarelas.

4. Contar hacia atrás desde doscientos de siete en siete.

Tu lista:

1. _____

2. _____

3. _____

4. _____

Hoja de trabajo del regulador del dolor

Escribe cinco cosas que *suban* el volumen de tu dolor, es decir, que lo intensifiquen. Incluye actividades y creencias que indiquen peligro, te hagan sentir estresado o preocupado, te susciten emociones negativas como tristeza o enojo, y lleven tu atención al dolor en lugar de apartarla de él. Las respuestas de Simon podrían inspirarte.

La lista de Simon:

1. Cuando me preguntan sobre mi dolor (entonces llevo más la atención al dolor).

2. No hacer nada en casa, sobre todo cuando mi esposa y mis hijos lo están pasando bien haciendo actividades juntos sin mí (estrés alto, estado de ánimo bajo, mayor atención al dolor).

3. Una pila de trabajo que parece demasiado grande para poder acabar (estrés alto).

4. Creer que el dolor que siento en la pierna significa que nunca volveré a caminar (creencia de que mi cuerpo está en peligro, estrés alto, estado de ánimo bajo).

5. Cuando dejo de jugar al baloncesto los fines de semana debido al dolor (estado de ánimo bajo, mayor atención al dolor).

Tu lista:

1. _____

2. _____

3. _____

4. _____

5. _____

Ahora, anota cinco cosas que *bajen* el volumen de tu dolor. Incluye ideas del apartado «Baja el volumen del dolor» que te hagan sentir a salvo, levanten tu estado de ánimo, te ayuden a relajarte y mantenerte tranquilo, y te distraigan del dolor.

La lista de Simon

1. Leer un buen libro (relajado, buen estado de ánimo, distraído).

2. Dar un paseo bajo el sol y acariciar perros (relajado, buen estado de ánimo, distraído).

3. Cenar en un restaurante italiano con amigos (relajado, buen estado de ánimo, distraído).

4. Ver partidos de baloncesto con mi hijo (relajado, buen estado de ánimo, distraído).

5. Recordarme a mí mismo que dolor y daño no son lo mismo (creencia de que mi cuerpo está a salvo y relajado).

Tu lista:

1. _____

2. _____

3. _____

4. _____

5. _____

Conclusión

El dolor es biopsicosocial (físico a la vez que emocional) y está influido por las sensaciones corporales, el contexto, las interpretaciones, los pensamientos y las emociones. Lo generan el cerebro y el resto del cuerpo trabajando en conjunto, y constituye un sistema de advertencia; nos motiva a cambiar el comportamiento en respuesta al peligro percibido. El dolor no es un indicador preciso de daño tisular, por lo que es importante que seas consciente de cómo interpretas tu dolor y que distingas entre *dolor* y *daño*.

Una vez que sabes que el dolor no siempre es indicativo de un daño y que puede ser una falsa alarma, puedes comenzar a tomar medidas para recuperar tu vida. Lo mejor que puedes hacer a este respecto es recurrir a las intervenciones médicas oportunas y también a estrategias psicosociales para abordar tus pensamientos, creencias, emociones y comportamientos de afrontamiento; también tu desempeño social y tu contexto ambiental. En este libro encontrarás herramientas efectivas para reeducar tu sistema nervioso, realizar cambios en tu cerebro (el cual, como sabes, es maleable) y bajar el volumen de tu dolor. Adquirirás competencias de los ámbitos de la terapia cognitivo-conductual (TCC), la reducción del estrés basada en la atención plena (REBAP) y otros métodos respaldados por estudios, para que te ayuden a recuperar el control sobre el dolor y la enfermedad. Estas estrategias pueden ayudarte a retomar tu vida y a volver a hacer aquello que amas.

Seguidamente, ahondaremos más en la conexión inevitable que existe entre lo «físico» y lo «emocional».

Conceptos básicos de la TCC: desencadenantes, emociones y afrontamiento del dolor

A muchos de nosotros se nos ha enseñado que la mente y el cuerpo, lo mental y lo físico, son dos entidades separadas que deben tratarse de forma independiente. Pero esto no es cierto. La mente y el cuerpo están conectados *en todo momento* y se afectan constantemente el uno al otro. Este hecho es particularmente importante cuando se trata de comprender el dolor. El dolor es el resultado de la colaboración entre la mente y el cuerpo; y la mente incluye el sistema límbico, el «centro emocional» del cerebro.

El vínculo inseparable entre lo físico y lo emocional

Puede parecer ilógico que tu estado emocional pueda influir en las sensaciones que experimentas en la espalda, la pierna o la cabeza en cualquier día dado. Pero que las emociones afectan al dolor es una realidad innegable. Los estudios al respecto han mostrado que las emociones negativas como el estrés, la ira y la tristeza intensifican el dolor, mientras que las emociones positivas como la tranquilidad, la alegría y la felicidad pueden reducirlo. Esto significa que el dolor nunca es físico solamente; ¡también es emocional! Por lo tanto, para tratar eficazmente el dolor, tenemos que abordar los pensamientos y las emociones además de los síntomas físicos.

Un tratamiento respaldado científicamente para el dolor crónico es la *terapia cognitivo-conductual* (TCC). En conjunto con el tratamiento médico, esta intervención puede tener un impacto en los tres dominios que recoge la palabra *biopsicosocial* (la biología, la psicología y el ámbito social). Se ha constatado que la TCC es efectiva para el dolor crónico y para las enfermedades, el sueño, la ansiedad, la depresión, los conflictos familiares y otros problemas que suelen estar asociados con el dolor crónico. Los estudios al respecto indican que la TCC puede modificar el cerebro y cambiar el comportamiento para facilitar un mejor desempeño y una mejor calidad de vida; reducir la farmacodependencia; rebajar el estrés, la ansiedad y la tristeza asociados con el dolor crónico, e incluso reducir el grado de dolor.

Las personas que no comprenden el dolor pueden estigmatizar a quienes acuden a terapia debido a su dolor o a quienes trabajan con un manual como este; pueden considerar que estas personas deberían avergonzarse. Sin embargo, tal y como he comentado en la introducción, al igual que ir al gimnasio para ejercitar tu cuerpo no significa necesariamente que esté mal en algún sentido, ir a terapia para ejercitar tu mente no significa necesariamente que tu cerebro tenga algún problema. Más bien ocurre lo contrario: ejercitar el cuerpo hace que estés más fuerte y saludable, y la terapia, que implica un tipo de ejercicio para el cerebro, hace que tu mente esté más fuerte y saludable. Si es oportuno acudir a un entrenador de fútbol para mejorar en este deporte, sin duda es oportuno acudir a un «entrenador del dolor» para que nos ayude a gestionar mejor el dolor. Un terapeuta de la TCC o este manual de trabajo pueden proporcionar este tipo de entrenamiento.

Hacer frente al dolor crónico es difícil. Este tipo de dolor aparece asociado a emociones de ansiedad, miedo, abatimiento y desesperanza. El hecho de que experimentes estas emociones no significa que estés «mentalmente enfermo», sino que son reacciones normales a una situación anormal: tu cuerpo no fue diseñado para soportar dolor mes tras mes, año tras año. Por lo tanto, la TCC puede dirigirse a los pensamientos, creencias, emociones y comportamientos de afrontamiento que mantienen tu ciclo del dolor en marcha y tu vida en modo pausa. Si encuentras a un terapeuta dentro de las prestaciones de tu seguro que no haya sido formado en la gestión del dolor, entrégale este manual de trabajo; contiene todo un protocolo de TCC para el dolor. ¡No tienes por qué hacer en solitario este viaje!, y mereces contar con apoyo.

Una introducción a la TCC

Para tratar eficazmente el dolor crónico, debemos abordar los factores biológicos, psicológicos y sociales. Estos elementos interconectados son fundamentales en la TCC, que nos enseña que:

- lo que *pensamos*
- afecta a cómo nos *sentimos emocionalmente*
- afecta a cómo nos *sentimos físicamente*
- afecta a cómo *actuamos* (o nos comportamos)

Estos cuatro componentes (los pensamientos, las emociones, las sensaciones y los comportamientos) interactúan para afectar al dolor, en un círculo continuo. Este proceso aparece esquematizado en *el ciclo del dolor de la TCC* (figura 2).

El ciclo de la TCC comienza con un desencadenante, que es una situación o suceso difícil. Los desencadenantes pueden ser muchas cosas: un incremento del dolor, un diagnóstico aterrador, una discusión familiar... Los eventos desencadenantes dan lugar a determinados pensamientos, emociones, sensaciones corporales y comportamientos, y todos estos elementos se afectan entre sí. En el ejemplo que vamos a poner, el desencadenante será el dolor.

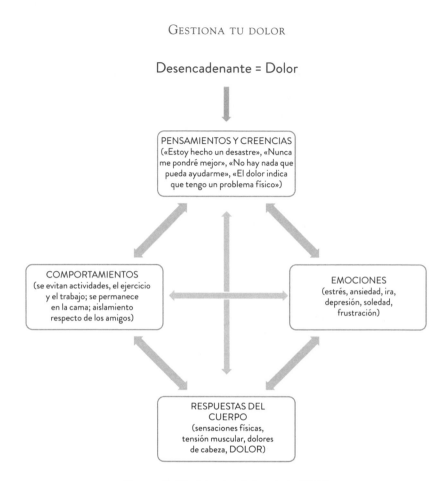

Figura 2. El ciclo del dolor de la TCC.

Imagina que experimentas un aumento repentino del dolor que te impide ir a trabajar en un día importante o que hace que tengas que cancelar tus planes. Lo siguiente que ocurre es que tu cerebro genera un pensamiento. Estos pensamientos suelen producirse con tanta rapidez que decimos que son *automáticos*. El proceso es similar al del parpadeo: pensamos y parpadeamos miles de veces al día, pero no siempre de manera consciente. En caso de dolor o enfermedad, los pensamientos automáticos suelen ser negativos, lo cual es comprensible. Algunos pensamientos automáticos negativos que aparecen cuando tenemos dolor son «no hay nada que hacer» y «mi vida es un asco; no puedo lidiar con esto», o similares. Los pensamientos negativos pueden tener un impacto importante en el dolor y la salud, como veremos en el capítulo cinco.

Las emociones negativas suben el volumen del dolor

Es normal tener emociones y pensamientos negativos; todos los experimentamos. Pero los estudios al respecto han mostrado que tienen un impacto significativo, de carácter negativo, en el dolor. Como cabía esperar, los pensamientos negativos, como los que tenemos cuando sufrimos dolor, conducen a emociones y estados emocionales negativos como la ira, la ansiedad, el miedo y la depresión. El siguiente paso en el ciclo de la TCC es, por lo tanto, darte cuenta de cómo te hacen *sentir* tus pensamientos negativos.

Cuando piensas en tu dolor o tu enfermedad y en cómo ha afectado a tu vida, ¿qué emociones negativas experimentas? (Traza un círculo alrededor de los estados emocionales que reconozcas en ti y añade otros que hayas detectado):

Enfadado	Angustiado	Confundido
Resignado	Anestesiado	Avergonzado
Triste	Desprotegido	Decepcionado
Afligido	Excluido	Tenso
Disgustado	Frustrado	Furioso
Preocupado	Deprimido	Retraído
Culpable	A la defensiva	Rabioso
Sin apoyo	Invisible	Lloroso
Estresado	Molesto	Paralizado
En pánico	Muy asustado	Exhausto
Desmotivado	Estancado	Desesperanzado
Temeroso	Solo	Abrumado

Otras palabras que expliquen cómo te sientes:

_____

_____

_____

Las emociones se alojan en el cuerpo

Las emociones no están en la cabeza solamente; también residen en el resto del cuerpo. Es probable que hayas experimentado este fenómeno muchas veces. Por ejemplo, la ansiedad previa a una fecha límite o a un procedimiento médico puede manifestarse como «mariposas en el estómago», palmas sudorosas, dolor estomacal o náuseas. Cuando estás viendo una película de terror, el miedo puede manifestarse como escalofríos, sequedad en la boca o latidos acelerados. La tristeza y la depresión pueden llevarte a andar y hablar despacio, quitarte la motivación y hacer que sientas el cuerpo pesado y aletargado. El estrés puede ocasionarte urticaria, granos, dolores de cabeza o enfermedades, e incluso puede hacer que tu cabello se vuelva blanco o se caiga. Tus emociones tienen un impacto constante y significativo en tu cuerpo físico, tanto si te das cuenta como si no. Es el denominado aspecto *somático* o corporal de las emociones.

El dolor abate el estado de ánimo

El dolor crónico nos cambia la vida. A veces *se convierte* en nuestra vida. Los estudios indican que si bien las emociones negativas intensifican el dolor, esto opera también en sentido contrario: el dolor constante puede hacer que el estado de ánimo se venga abajo. Si estás triste o deprimido desde que comenzaste a ser presa del dolor, no eres el único: se ha demostrado que la depresión se presenta junto con el dolor crónico hasta en un cincuenta por ciento de los casos. La depresión acompaña al dolor y también ocurre que el dolor acompaña a la depresión: dos tercios de las personas que sufren depresión, aproximadamente, dicen padecer dolor crónico. Además de tristeza, también se puede experimentar aflicción a medida que uno lamenta la pérdida de capacidades físicas, de su vida social, de su vida sexual y de la movilidad. Esta asociación tan frecuente entre el dolor y la depresión no es casual. Como las emociones negativas desencadenan y exacerban los síntomas y el dolor, es importante que te familiarices con tus emociones negativas y su manifestación física. Pueden expresarse de muchas maneras diferentes en el cuerpo.

¿Cómo se manifiestan en tu cuerpo la tristeza y la depresión? (Traza un círculo alrededor de los efectos que reconozcas en ti y añade otros que hayas detectado):

Llanto u ojos llorosos

Tronco y miembros pesados

Caminar y hablar más despacio

Más tiempo dormido o menos

Poca energía

Menos actividad

Poca motivación

Sensación de no poder levantarte

Pérdida de interés en actividades

Pérdida de interés en el sexo

Irritabilidad

Dolor de cabeza, migraña

Anedonia (obtención de menos placer de actividades que antes disfrutabas)

Impulso de retirarte o esconderte del mundo

Fatiga, apatía, agotamiento físico

Cambio en el apetito (comes más o comes menos)

Menos deseo de salir o socializar

Permanecer en la cama o en casa

Aislamiento respecto de los amigos y la familia

Diarrea o estreñimiento

Dolor de estómago, náuseas, vómitos

Dolor muscular o en las articulaciones, dolor corporal inexplicable

Dificultades para concentrarte

Dificultad para recordar las cosas

Dificultad para tomar decisiones

Otras formas en que se manifiestan las emociones negativas en tu cuerpo:

_____

_____

_____

Las formas de afrontamiento influyen en el dolor

Y el ciclo de la TCC continúa: cuando tenemos pensamientos negativos y experimentamos emociones negativas, actuamos de ciertas maneras. Estos comportamientos son intentos de hacer frente al dolor y la enfermedad. Un comportamiento de afrontamiento puede ser algo que hacemos, como ir al médico, y también puede ser algo que dejamos de hacer. Por ejemplo, algunas personas dejan de hacer ejercicio a causa del dolor o dejan de trabajar porque se sienten mal y no pueden concentrarse. Algunas dejan de ver a sus amigos o hacen amigos nuevos que tienen una enfermedad similar. Otras reducen su actividad y pasan más tiempo en la cama o en el sofá. La evitación y el aislamiento son formas habituales de lidiar con el dolor crónico, y es fácil comprender que haya personas que opten por estos comportamientos.

Indica algunas cosas que has empezado a hacer o has dejado de hacer para afrontar el dolor. (Traza un círculo alrededor de las que correspondan y escribe las tuyas propias):

Visitar a médicos u otros profesionales de la salud

Tomar fármacos

Pasar más tiempo en la cama o en el sofá

Estar todo el día en pijama

Dormir durante el día

Dejar viejas aficiones y elegir otras

No ir al trabajo

Realizar menos actividades del día a día, como cocinar, conducir o tareas domésticas

Dedicar menos tiempo a las aficiones y las actividades placenteras

Salir menos

Estar más tiempo delante de pantallas

Tomar comidas en la cama

Encontrar consuelo en la comida

Hacer menos ejercicio o abandonarlo por completo

Tener menos interacciones sociales (hacer menos planes, tener menos citas, acudir menos a fiestas)

Tomar medicación extra para controlar el recrudecimiento del dolor

Cuidar y proteger las partes que duelen cambiando de postura, caminando o modificando la posición del cuerpo

Otros comportamientos de afrontamiento:

_____

_____

_____

El modo vampiro

Finalmente, lo que *hacemos* tiene un impacto en lo que *pensamos* y lo que *sentimos*, tanto en el cuerpo como en el plano emocional. Tómate un momento para pensar en lo que sucede cuando:

- Te quedas en casa día tras día.
- Dejas de ver a tus amigos.
- Faltas al trabajo y tienes menos ingresos.
- Dedicas menos tiempo a tus aficiones favoritas y a actividades placenteras.
- Dejas de hacer ejercicio y moverte.
- Estás menos en contacto con la luz solar y el aire fresco.

Probablemente ya sabes la respuesta: tu estado de ánimo se viene abajo. Tu estrés y tu ansiedad aumentan a medida que te sientes más excluido y te vas quedando rezagado tanto en el terreno social como en el profesional. Y a medida que tu estado de ánimo empeora y tu estrés aumenta, el botón del volumen del dolor gira y la intensidad del dolor aumenta todavía más.

Sharon está muy familiarizada con este ciclo.

La historia de Sharon

Sharon trabajaba como profesora a tiempo parcial y sufría jaquecas y migrañas abdominales crónicas. Tenía una forma peculiar de referirse a su ciclo del dolor de la TCC; decía que era «entrar en el modo vampiro». Y nos contó lo siguiente:

«En los días de dolor intenso, cierro las persianas porque la luz del sol me hace daño en los ojos. Llamo al trabajo para decir que estoy enferma, me meto en la cama y me cubro la cabeza con las mantas. Con el paso de los días, dejo de ver a mis amigos, de salir y de hacer ejercicio. Dedico menos tiempo a mis aficiones, como correr y la fotografía. Me siento como una vampira porque solo salgo de mi habitación cuando está oscuro. Al cabo de unos días, mi

estado de ánimo se derrumba y empiezo a sentirme deprimida. Mi estrés y mi ansiedad se disparan porque no cumplo con los plazos en el trabajo, mi jefe amenaza con reemplazarme y las facturas se acumulan. Esto hace que mi cabeza y mi zona abdominal me duelan aún más. Empiezo a pensar en cómo afectará el dolor a mis ingresos y a mi sustento, y me preocupa no cumplir con los requisitos que me permitirían obtener una pensión por discapacidad.

»Además de todo esto, mi familia y mis amigos siguen adelante sin mí. Me preocupa quedar excluida de todo y que me consideren insignificante o menos válida por ser una "discapacitada". Cuando pienso en mi economía, mi trabajo, mi familia y mi dolor, el estrés y la ansiedad se intensifican tanto que desencadenan más migrañas y vómitos. Cuando ya llevo unas cuantas semanas en la cama, no tengo ningunas ganas de salir de casa.

»Tengo la impresión de que nadie entiende lo que estoy viviendo. Empiezo a pensar que si los medicamentos que he tomado hasta ahora no han funcionado, nada lo hará. Comienzo a creer que el resto de mi vida será así, que permaneceré en el modo vampiro para siempre y que perderé el trabajo, la casa y a mi marido, y que nadie ni nada me ayudará. Cuanto más estresada y deprimida estoy, más se deteriora mi bienestar físico».

Si todo esto te resulta familiar aunque sea un poco, estás en buena compañía. La historia de Sharon constituye un ejemplo común de cómo interactúan los pensamientos, las emociones y los comportamientos cuando estamos enfermos o somos presa del dolor. La buena noticia es que ahora que estás familiarizado con este ciclo *tienes el poder de acabar con él*. ¡Y esto es lo que te ayudará a hacer este manual exactamente! A medida que conozcas cada vez mejor tu propio ciclo de pensamientos, emociones y comportamientos de afrontamiento, desarrollarás nuevas habilidades para manejar el regulador de tu dolor, tal como hizo Sharon (a quien le está yendo muy bien, por cierto).

¿Por qué no ir en pijama todo el día?

Aquí tienes un consejo profesional: aunque te despiertes con un dolor terrible y sepas que no vas a salir de casa, *cámbiate de ropa de todos modos*. ¿Por qué? Porque ciertos comportamientos, como quedarse en pijama, pueden hacer que el cerebro no salga del «modo enfermo». El dolor quiere consumir toda tu vida: tu trabajo, tu identidad, tus aficiones. Cuando tienes el impulso de quedarte en pijama, el dolor está tratando de quitarte poder. El acto de ponerte otra ropa, por insignificante que parezca, es una minirrevolución, una pequeña forma de recuperar poder. Le indica a tu cerebro que estás pasando de la discapacidad a la fortaleza, de la disfuncionalidad a la funcionalidad. Quiero aclarar que esto no significa que si vas a afrontar un día difícil o si quieres pasar un domingo relajado no debas ir en pijama; ¡siéntete libre de hacerlo, por favor! En cualquier caso, cambiarte de ropa, incluso si te resulta molesto, es una forma potente de decirle al cerebro que eres lo bastante resiliente como para afrontar los días en que eres presa del dolor.

Cómo el estrés y la ansiedad afectan al dolor y a la salud

El estrés y la ansiedad desempeñan un papel significativo en el dolor y la salud, y son partes *naturales* y *normales* de la experiencia del dolor. El *estrés* suele definirse como una respuesta temporal a un factor estresante externo que remite una vez que la amenaza existente ha desaparecido. Y la *ansiedad* suele definirse como una respuesta de estrés sostenida, desproporcionada en relación con la amenaza que supone el factor estresante y a menudo centrada en sucesos futuros, que aún no han tenido lugar. La ansiedad puede ser debilitante y afectar al desempeño en los ámbitos social, profesional y físico.

Muchas veces, personas que viven con dolor me dicen: «Ah, pero yo no tengo estrés ni ansiedad». Noticia de última hora: el dolor y la enfermedad son *grandes factores estresantes* para el cuerpo. De hecho, ¡el dolor crónico es uno de los mayores factores estresantes que existen!

Puesto que el estrés y la ansiedad afectan directamente al dolor, es importante conocer bien estos estados emocionales. El *estrés*, la *ansiedad*, la *preocupación* y el *miedo* pertenecen a la misma familia emocional; son una respuesta de adaptación que ofrece el cuerpo ante el peligro para ayudarnos a sobrevivir. En el pasado, los seres humanos éramos cazadores. Y mientras íbamos en pos de nuestra cena, otros animales nos cazaban a nosotros. Por lo tanto, el cuerpo humano desarrolló un sistema para hacer frente a las situaciones de emergencia: cuando un león hambriento se acercaba, el sistema de respuesta de estrés del organismo, que incluye el *sistema nervioso simpático* (SNS) y el *eje hipotalámico-hipofisario-adrenal* (HHA) —sistemas que nos preparan para la acción—, liberaba hormonas del estrés como la *adrenalina* en el torrente sanguíneo. La adrenalina pone al cuerpo en un estado llamado de *lucha, huida o parálisis*. En un instante, está preparado para (1) luchar contra el león, (2) huir del león corriendo a toda velocidad o (3) paralizarse y tratar de engañar al león haciéndole creer que no tiene que dar caza a esta presa, pues ya está muerta. La adrenalina afecta al cuerpo de muchas maneras: acelera el ritmo cardíaco y la respiración, detiene la digestión, tensa los músculos, genera un estado de inquietud, desencadena emociones de miedo y produce diversas sensaciones más, que aparecen relacionadas en la «Lista de verificación de la ansiedad y el estrés» (la encontrarás un poco más adelante).

Sin embargo, en el mundo de hoy en día, ya no necesitamos perseguir nuestra cena con lanzas, sino que compramos los alimentos en el supermercado, lugar en el que no abundan los leones. Pero a veces el cuerpo libera adrenalina de todos modos, y en momentos inoportunos, como cuando estamos leyendo las noticias, afrontando un plazo de entrega o pensando en el próximo procedimiento médico al que deberemos someternos. Y *el cuerpo también libera hormonas del estrés cuando estamos enfermos o experimentamos dolor.* El dolor activa la respuesta de estrés del SNS. El estrés mantiene la respuesta de emergencia activada, lo cual sensibiliza al sistema nervioso y mantiene alto el volumen del dolor. Cuanto más sensible está el sistema nervioso, más fuerte «grita» el dolor.

Estrés elevado ➡ *sistema nervioso sensibilizado* ➡ *volumen del dolor más alto*

Cuanto más suba el volumen del dolor, más estresado estarás, y el ciclo del estrés y el dolor continuará. Más dolor conduce a más estrés, más estrés conduce a más dolor, y así sucesivamente.

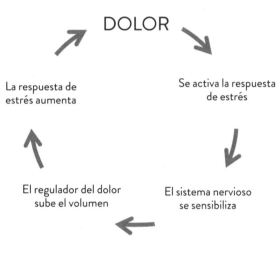

Figura 3. El ciclo del estrés y el dolor.

Ya que la respuesta de estrés se activa tanto si nos persigue un depredador como si estamos leyendo sobre política o esperando una intervención quirúrgica, podemos experimentar unos síntomas similares en todos los casos: latidos acelerados, el estómago revuelto, respiración rápida, palmas sudorosas, tensión en los músculos de la espalda, un dolor de cabeza palpitante. Pero ahora solo estamos sentados en el trabajo, en la sala de espera o en el sofá. Tenemos el impulso de escapar, pero ningún lugar al que ir. En estas situaciones, la respuesta de estrés ni nos conduce a adaptarnos ni tiene ninguna otra utilidad. No es más que una falsa alarma que produce una gran angustia.

Como si lidiar con el dolor no fuera lo bastante difícil, también nos enfrentamos a diversos factores estresantes adicionales que aumentan la ansiedad y suben el volumen del dolor. De hecho, la ansiedad se está incrementando en todo el mundo. En las últimas décadas, las recetas de medicamentos contra la ansiedad se han más que duplicado. ¿Acaso de repente todos tenemos un desequilibrio químico o un trastorno de ansiedad genético heredado?

No exactamente, según las conclusiones a las que llegan los últimos estudios. Es más probable que estemos reaccionando a desencadenantes *situacionales* o *ambientales*. Es decir, nuestra ansiedad puede deberse a desencadenantes estresantes como pueden ser virus pandémicos, mandatos de confinamiento en el hogar, la pérdida del empleo, la amenaza de una guerra nuclear, el terrorismo global, las armas en las escuelas, el cambio climático y el calentamiento global, el mayor coste de la vida, las pantallas y la tecnología, la división política, los incendios forestales devastadores, los desastres naturales... y el dolor crónico. A esto se suman los factores de estrés diarios como son los conflictos familiares, la compra de alimentos, el tráfico en las horas punta, las bocinas que suenan, los bebés que lloran, las facturas por pagar, los procesos y trámites destinados a obtener reembolsos por parte de la compañía de seguros médicos, los jefes exigentes, una vida familiar caótica, las discusiones y otras complicaciones. ¡No es de extrañar que estemos tan estresados! *Al igual que el dolor, la ansiedad y la depresión también son biopsicosociales*; es decir, hay factores biológicos, psicológicos, sociales y ambientales que las generan, las incrementan y las mitigan.

¿Cómo te has sentido al leer la lista de factores estresantes que acabo de exponer?

¿Qué cuestiones activan tu ansiedad y tu estrés?

_____

_____

Si tienes ansiedad o estás deprimido y sientes que la medicación no está funcionando, prueba a enfocarte en factores cognitivos, emocionales, sociales, conductuales y situacionales, como la cantidad de ejercicio que haces, la cantidad de tiempo que dedicas a jugar, si mantienes relaciones poco saludables o abusivas, si albergas pensamientos negativos, la cantidad de tiempo que dedicas a leer noticias y cuándo lo haces, qué relación tienes con las pantallas y otros factores biopsicosociales.

Lista de verificación de la ansiedad y el estrés

Como ocurre con la tristeza y la depresión, el estrés y la ansiedad también se manifiestan en el cuerpo. Ahora bien, como cada individuo es distinto, pueden manifestarse de maneras diferentes en diferentes personas. ¿Cómo se expresan el estrés y la ansiedad en *tu* cuerpo? (Traza un círculo alrededor de los elementos aplicables en tu caso y añade otros que no estén en la lista):

Sensación de que no obtienes el aire suficiente al respirar

Movimiento rápido y nervioso de las piernas, golpeteo rítmico de los pies, tamborileo

repetitivo de los dedos de una mano sobre una superficie

Morderte las uñas, arrancarte piel alrededor de las uñas

Problemas de memoria

Respiración superficial o rápida

Mareo

Dolor de cabeza, migraña

Opresión en el pecho

Deseo de escapar o evitar

Boca seca

Sudoración

Aturdimiento

Irritabilidad

Fatiga, agotamiento

Tartamudeo

Tensión muscular

Latidos rápidos

Nerviosismo

Inquietud

Mariposas en el estómago

Dificultad para tomar decisiones

Indigestión

Dolor de tripa

Náuseas, vómitos

Movimientos nerviosos

Tics o espasmos

Gases e hinchazón

Dificultad para concentrarte

Rubor

Reflujo gastroesofágico

Mente en blanco

Hablar deprisa

Mandíbula, cuello y hombros tensos

Problemas para dormir

Sarpullido, ronchas, eccema, erupciones

Manos y pies fríos

Dificultad para establecer contacto visual

Espasmos musculares

Mucha energía

Dificultad para encontrar las palabras

Tragar de manera brusca o con dificultad

Palmas sudorosas

Temblores, estremecimiento

Mente acelerada

Hemorragias nasales

Dolor muscular o en el cuerpo

Llanto

Ciclo menstrual irregular

Pérdida de cabello o el cabello se vuelve gris

Incapacidad de dormirte o permanecer dormido

Comes más o comes menos; pierdes peso o lo ganas

Rechinar de dientes

Diarrea o estreñimiento

La relación entre el dolor, la evitación y un mayor dolor

Cuando se tiene dolor crónico, una respuesta de estrés activada puede ser la siguiente:

1. **Lucha:** sentir ira y rabia por el dolor y las pérdidas que ocasiona. Irritabilidad. Impulso de golpear o pelear. Discusiones con seres queridos, colegas o profesionales de la salud.
2. **Huida:** huir. Evitar todo aquello que se prevé o se teme que pueda causar dolor. Evitar la actividad, el ejercicio, la luz solar o los eventos sociales. Rechazar las sugerencias de mover el cuerpo, especialmente las partes que duelen.
3. **Parálisis:** la respuesta de autoprotección de moverse lo mínimo posible. Permanecer acostado en el sofá o en la cama durante días, semanas o meses como respuesta al dolor y al miedo a este.

Estas respuestas son normales y comprensibles dada la forma en que está configurado el cerebro humano para responder al estrés, el miedo y el dolor. Sin embargo, cuando se sufre dolor crónico, estas respuestas ni protegen ni ayudan, sino que este ciclo de lucha, huida y parálisis impide retomar el desempeño normal, evita el uso saludable de los músculos y tejidos y mantiene el volumen del dolor muy alto. Tomar conciencia de que tu cuerpo está programado para responder de esta manera, y de que esta respuesta no es tan útil como podría parecer de entrada, es el primer paso que debes dar para tomar decisiones diferentes que puedan conducirte a gestionar el dolor de una manera más efectiva.

Enumera las formas en las que:

Luchas

_____

_____

_____

Huyes

_____

_____

_____

Te quedas paralizado

_____

_____

_____

Otra razón para dejar de evitar es que cuanto más evitamos algo que nos asusta (como las arañas, las alturas o la actividad física), más empeora la ansiedad. Y cuanto más empeora la ansiedad, peor se vuelve el dolor. Prueba a hacer lo siguiente: imagina que tu ansiedad es una serpiente venenosa cuya picadura es mortal. Cada vez que *evitas* aquello que te provoca ansiedad, le proporcionas una comida abundante y jugosa a esta serpiente, que se vuelve más grande y fuerte. Lo creas o no, la evitación solo agrava el dolor y complica el retorno a la vida habitual.

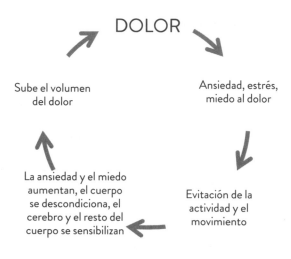

Figura 4. El ciclo de la evitación y el dolor.

Esto no significa que no debas descansar o proteger tu cuerpo; ¡claro que hay momentos en los que es conveniente hacerlo! Pero permanecer atrapado en el modo del miedo y la evitación a largo plazo es una forma segura de perpetuar el ciclo del dolor crónico.

El estrés y el sistema inmunitario

Esta relación entre la salud emocional y la salud física es tan importante que hay una rama entera de la ciencia dedicada a ello, llamada *psiconeuroinmunología*. Esta disciplina estudia cómo los procesos psicológicos (los pensamientos, las emociones, los comportamientos), el funcionamiento neuronal (cerebral), los procesos endocrinos (hormonales) y el sistema inmunitario se afectan e influyen entre sí.

Cuando estás estresado o sientes ansiedad (por ejemplo, cuando padeces dolor crónico o una enfermedad), tu cuerpo responde de múltiples maneras. Una de ellas es la activación del eje hipotalámico-hipofisario-adrenal (HHA), que desencadena la liberación de *hormonas del estrés* como el cortisol. Si alguna vez has tenido dudas acerca de si las emociones afectan directamente a la salud, ten en cuenta lo siguiente: *el cortisol debilita el sistema inmunitario*. Tu sistema inmunitario es el sistema de defensa que tiene tu cuerpo contra las enfermedades y las infecciones; combate los patógenos como son los virus y determinadas bacterias. Cuando el estrés y la ansiedad son elevados, eres menos capaz de combatir las infecciones y es más probable que enfermes, te mantengas enfermo y experimentes un dolor constante.

Estrés o ansiedad elevados ➔ *cortisol alto* ➔ *sistema inmunitario debilitado*

En respuesta al estrés, tu cuerpo también produce *citocinas proinflamatorias* (sustancias químicas que desencadenan la inflamación) y unas sustancias químicas del ámbito del cerebro llamadas *neurotransmisores* y *neuropéptidos*, que afectan al funcionamiento del sistema inmunitario. Estos procesos biológicos sensibilizan el sistema del dolor e intensifican los mensajes de advertencia del cuerpo. Si alguna vez te han dicho que el estrés afecta al dolor, no es porque el dolor esté «solo en tu cabeza», sino porque existe un vínculo real, biológico, entre el estrés, la ansiedad, el estado de ánimo y el dolor.

Controla tu respuesta de estrés

Cuando mandas sobre el estrés y la ansiedad, puedes apagar la respuesta de lucha o huida del SNS, romper el círculo vicioso del estrés y el dolor y bajar el volumen del dolor. Estrategias como la relajación y el mindfulness, que aprenderás en el capítulo cuatro, pueden ayudarte a lograrlo. Estas técnicas de la terapia cognitivo-conductual activan el *sistema nervioso parasimpático* (SNP), que es el *sistema de descanso y digestión* del cuerpo. El SNP ralentiza el ritmo cardíaco, le permite descansar al cuerpo y promueve la curación. Las técnicas de relajación y mindfulness también mitigan la tensión muscular, reducen los niveles de cortisol y otras hormonas del estrés, y hacen que haya menos sustancias químicas inflamatorias en la sangre.

Es importante destacar que las actividades mentales y físicas que promueven la relajación también le indican al cerebro que todo el cuerpo está a salvo y no requiere protección. La información confiable relativa a que no se corre peligro mitiga la falsa alarma y baja el volumen del dolor.

Estrés/peligro → *SNS on, SNP off* → *volumen del dolor alto*

Relajación/seguridad → *SNS off, SNP on* → *volumen del dolor más bajo*

Trauma y dolor

Existe una conexión fuerte y bien establecida entre el trauma y el dolor crónico. Los estudios al respecto apuntan a que la exposición repetida a situaciones traumáticas, durante la infancia sobre todo (malos tratos, abusos, agresiones, negligencia, exposición a la violencia doméstica y al crimen, un padre con una enfermedad mental, la pérdida de uno de los padres o ambos, y otras situaciones de tipo traumático en una fase temprana de la vida), puede dejar una «huella» en el cerebro que haga que seamos más vulnerables frente al dolor crónico. De hecho, los estudios sobre las experiencias adversas en la infancia (EAI) revelan que experimentar sucesos traumáticos en la etapa infantil es un factor de riesgo importante para padecer dolor crónico y enfermedades en la edad adulta. Las EAI también están asociadas con la ansiedad y la depresión en la edad adulta, las cuales, a su vez, están asociadas con el dolor y problemas de salud.

El trauma en la edad adulta es, asimismo, un factor de riesgo para la aparición del dolor crónico. Hay que incluir aquí los traumas derivados de abusos emocionales y físicos, la violencia doméstica, la muerte de un ser querido, la participación en combates y las situaciones de guerra, los abortos espontáneos, los accidentes de tráfico o los *traumas médicos* (los traumas que pueden acontecer de resultas de problemas médicos, tratamientos o procedimientos que salieron mal). Un trauma puede tener su origen, incluso, en la primera vez que nos sujetaron para recibir una inyección en la tierna infancia. El dolor crónico en la edad adulta también puede ser desencadenado por el recuerdo o la reactivación de un trauma infantil. Es por eso por lo que a veces el dolor empeora cuando la persona regresa al lugar donde sufrió la lesión o el trauma inicial, o a cualquier lugar que le recuerde esa situación. Si bien no todos los que han vivido un trauma padecen TEPT, vale la pena señalar que la «E» de *TEPT* significa 'estrés' (TEPT son las siglas del trastorno de estrés postraumático), un factor importante en el dolor crónico.

La conexión entre el trauma y el dolor no es una coincidencia: es biología. Las experiencias traumáticas ponen al cerebro en alerta máxima; lo habitúan a estar siempre pendiente del entorno en busca de peligros potenciales para poder protegernos mejor. El cuerpo humano también responde al trauma con una respuesta de estrés intensificada, incluso después de que el factor estresante haya desaparecido. El sistema nervioso, atrapado en el modo de supervivencia, no deja de producir hormonas del estrés como el cortisol, que debilitan el sistema inmunitario y limitan la capacidad del cuerpo para sanar. La consecuencia pueden ser síntomas físicos crónicos como el dolor y la fatiga. Una respuesta de estrés activada más un cerebro en alerta máxima ante posibles peligros da como resultado un volumen del dolor alto. Dado que las emociones residen en el cuerpo y dado que el dolor crónico suele ser indicativo de un trauma no resuelto, el tratamiento del trauma suele ser una parte importante del trabajo con el dolor crónico.

Si bien el tratamiento del trauma está más allá del alcance de este manual de trabajo, vamos a explorar un poco tu posible experiencia con el trauma:

¿Has experimentado traumas en el curso de tu vida?

(rodea con un círculo) SÍ / NO

¿Cómo te sientes, física y emocionalmente, cuando piensas en el trauma o los traumas que has vivido?

_____

_____

_____

¿Sospechas que los traumas no resueltos pueden tener un papel en tu dolor?

(rodea con un círculo) SÍ / NO

¿Qué estaba ocurriendo en tu vida cuando apareció el dolor?

_____

_____

_____

Esas circunstancias ¿tuvieron algún componente traumático o alguna relación con un recuerdo traumático?

_____

_____

_____

Debido a la fuerte conexión existente entre el trauma y el dolor crónico, te recomiendo encarecidamente que encuentres a un terapeuta con el que te sientas a gusto y en quien confíes para que te ayude a sanar. Contar con un profesional capacitado que te guíe y te proporcione apoyo es fundamental, sobre todo si nunca has procesado un trauma antes. Algunas modalidades terapéuticas consolidadas para el tratamiento del trauma son la terapia cognitivo-conductual centrada en el trauma, la terapia de exposición prolongada, la terapia de procesamiento cognitivo y la desensibilización y reprocesamiento por movimientos oculares (EMDR, por sus siglas en inglés). Considera la posibilidad de unirte a un grupo de apoyo y consultar los libros sobre el trauma que incluyo en el apartado «Recursos», cerca del final de este libro. Dado que tu salud emocional está absolutamente conectada con tu salud física, comienza a sanar desde dentro hacia fuera.

Ira y dolor

El dolor crónico está asociado con pérdidas significativas: pérdida de funcionalidad, pérdida de actividad, pérdida de rutinas, pérdida de relaciones y pérdida de control sobre el propio cuerpo. Es normal y natural que de ahí deriven emociones de tristeza, aflicción, resentimiento e *ira*. La ira también es una reacción común al trauma.

Si experimentas ira, esta emoción es una respuesta válida al dolor y a la pérdida. Sin embargo, la ira puede ser una experiencia desagradable y puede conducir a otras emociones negativas, como la culpa y la vergüenza. Tu ira puede tener múltiples objetivos: tu compañía de seguros, los tratamientos fallidos, los profesionales de la salud que te han atendido, tu jefe que no está dispuesto a dar facilidades, familiares poco comprensivos... A veces puede ser difícil saber hacia dónde dirigirla o a quién culpar, por lo que la ira estalla en cualquier lugar: en la carretera, dirigida contra cualquier conductor; en la calle, dirigida contra alguien que camina demasiado despacio por la acera; en casa o en algún otro espacio, dirigida contra esa puerta que no quiere abrirse... Otra posibilidad es que la ira se vuelva hacia dentro. La ira hacia uno mismo puede manifestarse como autodesprecio, furia hacia la parte del cuerpo que duele, autolesiones, consumo de sustancias y otros comportamientos autolesivos. Estos comportamientos a menudo son intentos de lidiar con la ira y dejarla de lado.

Existen formas saludables y menos saludables de gestionar la ira. ¿Cuáles son algunos de tus mecanismos de afrontamiento menos saludables?

_____

_____

También hay formas más saludables de manejar la ira. Algunas de ellas pueden ser redirigir esta energía hacia otro lugar (rasgar una guía telefónica, por ejemplo) o liberarla haciendo ejercicio, levantando pesas, escribiendo, dibujando, hablando con alguien...

Piensa en dos formas saludables en que puedes gestionar tu ira:

1. _____

2. _____

Es posible sanar la ira y manejarla. Por angustiante que pueda ser, la ira no es permanente y no te define. No *eres* alguien enojado, aunque puede muy bien ser que te *sientas* así. En esencia, la ira es solo una emoción transitoria, un conjunto inocuo de sustancias químicas cerebrales y sensaciones físicas, y no tiene más poder que cualquier otra emoción. La ira te ofrece información importante para que la adviertas y la utilices en tu proceso de sanación: estás sufriendo y necesitas alivio.

Al igual que cualquier otra emoción, la ira no está en tu cabeza solamente, sino también en el resto de tu cuerpo. Por ejemplo, tu rostro puede enrojecerse, tus manos se pueden cerrar formando puños, tu mandíbula puede estar apretada, tus músculos pueden tensarse como si estuvieran listos para impulsarte a saltar, tu cabeza puede latir y tus sienes pueden palpitar.

¿Dónde sueles experimentar la ira en tu cuerpo?

_____

_____

La ira es una emoción humana normal. No puedes ignorarla (al menos, si quieres estar sano) y tampoco puedes destruirla. Lo mejor que puedes hacer es reconocerla y afrontarla. La vergüenza y la culpa que sientes por su existencia tampoco ayudan; en todo caso, solo te hacen sentir peor, y se perpetúa así un ciclo de autoodio y enfado. Una estrategia que puedes seguir es comenzar a tratar tu ira con amabilidad y compasión en lugar de hacerlo con odio y aversión.

SANAR LA IRA

Si sientes aversión y vergüenza hacia tu ira, prueba a usar la imaginación para relacionarte con ella de otra manera; haz que pase de ser un monstruo peligroso y odioso a ser un animalito suave e indefenso, una criatura a la que puedes querer y manejar. Por ejemplo, a modo de práctica, imagina que tu ira es una perrita peluda que tiene unos ojos grandes y dulces. (¿Te parece ridículo? ¡Pruébalo de todos modos!). Cada vez que oigas aullar a tu ira, en lugar de enojarte con ella, odiarla y meterla en una jaula diminuta, ponle una correa y sácala a pasear. Háblale con dulzura y amabilidad, con el tono de voz que usarías con alguien a quien quieres. Llévala a correr largas distancias, a la vez que un vapor caliente y enojado escapa de tu cuerpo. Proporciónale un baño cálido y reconfortante o una ducha fría y estimulante. Ponla bajo una manta cálida y deja que esté a tu lado mientras ves una película. Siéntate y escribe sobre tu ira, o llama a un amigo y desahógate, y déjala que se siente en tu regazo. Rasga guías telefónicas en pequeños pedazos mientras ella observa, meneando alegremente la cola. Es saludable e importante que exteriorices tu ira de esta manera: reconoce que esta emoción habita en ti pero no eres tú y que necesita tu ayuda, tu amabilidad y tu atención para apaciguarse.

Imagina tu ira como un animal dulce e inocente. ¿Qué animal es y qué aspecto tiene?

_____

_____

_____

Indica tres maneras en que puedes ocuparte de tu ira con compasión y gentileza (estrategias que puedes aplicar para ayudarla cuando más te necesite):

1. _____

2. _____

3. _____

Si la experiencia que tienes con la ira te está haciendo daño o está lastimando a las personas a las que amas, no hay tiempo que perder. Aplica estas estrategias esta semana, cada día. Busca un terapeuta formado en la gestión de la ira, el trauma, el trastorno de estrés postraumático (TEPT) o en comunicación no violenta para que te ayude a lidiar con la ira. Apúntate a un gimnasio y prueba el boxeo, haz acopio de guías telefónicas para rasgarlas y haz planes para llevar a tu ira a dar muchos paseos. Consulta el apartado «Recursos», en la parte final de este volumen, para encontrar más libros y otras herramientas.

¿Para qué sirven las emociones?

Algunas personas intentan rechazar, ignorar, reprimir o destruir las emociones negativas. Pero los estudios al respecto muestran que reprimir y ocultar las emociones puede llevar a más dolor y síntomas físicos. Por lo tanto, es importante comprender el papel que desempeñan las emociones y cómo nos ayudan y protegen.

¿Por qué tenemos emociones?, podemos preguntarnos. ¿De veras sirven para algo? Aquí tienes algunas respuestas.

1. LAS EMOCIONES NOS APORTAN INFORMACIÓN SOBRE NOSOTROS MISMOS

- Al igual que el dolor, las emociones son un recurso que nos permite adaptarnos. Nos ayudan a sobrevivir al proporcionarnos información útil sobre nosotros mismos y el mundo que nos rodea.
- Las emociones nos ayudan a actuar instintivamente en lugar de pensar demasiado. Esto puede ahorrarnos tiempo en situaciones peligrosas. Si un automóvil se acerca y tu vida está en peligro, el miedo que sientes de inmediato te salva la vida al instarte a moverte.
- La capacidad de reconocer una emoción nos ayuda a satisfacer nuestras necesidades. Si tienes miedo, puedes buscar formas de sentirte seguro. Si sabes que estás triste, puedes hacer algo para sentirte mejor. Si no comprendes tus emociones, no sabrás cómo lidiar con ellas.

Ejemplo: Cal se subió a un taxi y notó que olía a alcohol. El conductor avanzó zigzagueando, hasta meterse en el carril equivocado. Las palmas de Cal empezaron a sudar, su corazón comenzó a palpitar, su estómago se revolvió y sintió una opresión en el pecho. Reconoció que sentía miedo porque estaba en peligro. Le pidió al conductor que detuviera el coche, se bajó, llamó a un amigo para que lo recogiera y enseguida se sintió mejor.

Relata una ocasión en la que pudiste cuidar de ti mismo al ser consciente de cómo te sentías:

_____

_____

2. LAS EMOCIONES NOS DAN INFORMACIÓN SOBRE LOS DEMÁS

- Comunicamos emociones a través de las expresiones faciales, el lenguaje corporal, palabras y sonidos. Interpretar correctamente esta información hace que seamos capaces de entender mejor a quienes nos rodean y de comunicarnos mejor con ellos.
- Las emociones nos dicen qué personas son inofensivas y cuáles representan una amenaza (a cuáles acercarnos y a cuáles evitar).
- Las emociones nos dicen qué necesitan los demás. Si tu hijo está llorando, puedes reconfortarlo. Si un amigo está gritando, puedes darle espacio para que se calme.

Ejemplo: Un hombre que estaba en la acera por la que iba caminando Ryan estaba lanzando botellas de vidrio y gritando. Ryan se dio cuenta de que el hombre estaba mostrándose enojado y agresivo, por lo que cruzó al otro lado de la calle, para mantenerse a salvo.

Indica una ocasión en la que una emoción tuvo un efecto protector para ti:

_____

Indica una ocasión en la que supiste que alguien estaba enojado al interpretar su lenguaje corporal. ¿Cómo afectó esto a lo que dijiste o hiciste?

_____

_____

3. LAS EMOCIONES DAN INFORMACIÓN SOBRE NOSOTROS MISMOS A LOS DEMÁS

- La forma en que expresamos y comunicamos nuestras emociones influye en las reacciones que tienen los demás hacia nosotros y les ayuda a responder de manera apropiada. Si estás llorando, es posible que necesites un abrazo; si sientes ansiedad, tal vez necesites que te tranquilicen.
- Los demás tienden a acercarse cuando estás triste, a reír contigo cuando estás feliz y a alejarse cuando estás enojado y necesitas espacio. El hecho de expresar cómo te sientes te ayuda a satisfacer tus necesidades.

Ejemplo: Gabriella había tenido un día difícil. Estaba estresada y frustrada. Su marido no paraba de insistir en que lo ayudara con la cena y ella sintió que iba a explotar. Finalmente, se giró hacia él y le dijo: «Te ayudaré en unos minutos. En este momento, me siento abrumada y necesito estar sola». El marido se alejó y le dio el espacio que requería.

¿Qué estrategias te ayudan a satisfacer tus necesidades cuando estás molesto, con ansiedad, abrumado o con dolor?

_____

_____

4. LAS EMOCIONES NOS RESPALDAN Y RECOMPENSAN

* Cuando las emociones nos motivan a tener comportamientos saludables que nos ayudan a desenvolvernos y progresar, confiamos más en nuestro propio instinto.
* Las emociones positivas hacen que en el cerebro estén más presentes las sustancias químicas que mejoran nuestro estado de ánimo y nos hacen sentir bien. ¡Cuando nos reímos, estamos más felices!
* Las emociones positivas nos hacen sentir tan bien que nos sentimos motivados a repetir ciertos comportamientos.

Ejemplo: Ir a dar un paseo en bicicleta con amigos hizo que Audrey se sintiera con tanta energía y tan fuerte y feliz que quiso repetir la experiencia al día siguiente.

Anota un comportamiento positivo que te resulte gratificante:

_____

En lugar de odiar tus emociones, avergonzarte de ellas o rechazarlas, prueba a escucharlas. Su función es darte información y ayudarte, no hacerte daño. En este libro se presentan muchas formas saludables de trabajar con las emociones difíciles.

Los desencadenantes del dolor

Ahora que ya sabes qué relación hay entre los pensamientos, las emociones, los comportamientos de afrontamiento y el dolor, el siguiente paso es interrumpir el ciclo. Una forma de transformar el ciclo del dolor de la TCC es identificar aquello que desencadena o activa el dolor. Un *desencadenante* es una situación, una emoción o un suceso difícil que hace que el dolor aumente. Los desencadenantes, como todo lo demás que tiene que ver con el dolor, son de naturaleza bio-psicosocial.

Los desencadenantes del dolor pueden ser biológicos (una torcedura, el estreñimiento, una infección), sociales (conflictos familiares, la pérdida del empleo, factores ambientales estresantes) y psicológicos (basados en pensamientos negativos [también conocidos como *cogniciones*], recuerdos, emociones y comportamientos).

Las historias de Adam, Gina y Paul

Adam se estaba recuperando de una operación de columna. Tuvo una discusión con su esposa sobre la preparación de la cena de los niños (desencadenante social) y se enojó y frustró (desencadenante emocional). Sintió la ira en el cuerpo; sus músculos se calentaron y tensaron (desencadenante biológico) y su espalda comenzó a sufrir espasmos.

Gina constituye otro ejemplo de cómo diferentes tipos de desencadenantes pueden trabajar juntos para estimular el dolor. Creía que nada podía curar su fibromialgia (desencadenante cognitivo), lo que la hizo sentirse deprimida y desesperanzada (desencadenante emocional). Estuvo en casa durante semanas sin trabajar, sin ver a amigos y sin distraerse con nada (desencadenante conductual) y comenzó a sentirse significativamente peor.

El desencadenante inicial de Paul fue biológico: estaba estreñido y hacía tres días que no iba de vientre (desencadenante biológico), lo que le hizo sentir un intenso dolor abdominal, hinchazón e incomodidad. Esto lo llevó a esforzarse cada vez que iba al baño (desencadenante conductual), lo que derivó en la aparición de hemorroides y dolor en el recto y el ano. El estreñimiento continuo también aumentó su ansiedad y frustración (desencadenante emocional), lo que incrementó aún más la intensidad de su dolor.

¿Qué *emociones* desencadenan tu dolor? (Traza un círculo alrededor de todas las que correspondan y añade otras que experimentes):

Frustración.

Ira.

Estrés.

Ansiedad.

Soledad.

Tristeza.

_____

_____

_____

¿Qué *situaciones sociales* o *ambientales* activan tu dolor?

Discusiones con familiares.

El peligro de perder el empleo.

Tener unos amigos poco solidarios.

Perderte actividades debido a tu estado de salud.

Ver las noticias.

Acceso insuficiente a los servicios de salud.

_____

_____

_____

¿Qué *factores biológicos* desencadenan tu dolor?

No dormir lo suficiente.

Una mala alimentación.

La deshidratación.

Las luces brillantes y los ruidos fuertes.

La mala circulación sanguínea.

Levantar objetos pesados.

La falta de ejercicio y la atrofia muscular.

_____

_____

_____

Tu receta del dolor

Para preparar una comida deliciosa, debes hacer caso de todo lo que indique la receta (los ingredientes que tienes que utilizar, la temperatura del horno, el tiempo de cocción) para conseguir un resultado perfecto. Por ejemplo, si quieres hornear *brownies* y te saltas pasos o ignoras las instrucciones de cocción, se quemarán o se secarán y no habrá quien se los coma.

Con el dolor, las cosas funcionan de una manera similar. Así como hay una receta para los *brownies*, también hay una receta para el dolor. Tu *receta de mucho dolor* es una lista de todos los ingredientes o desencadenantes que contribuyen a que tu dolor sea intenso en un día dado. Estos ingredientes pueden ser cualquier elemento del menú biopsicosocial: factores estresantes, sucesos que estén aconteciendo, situaciones en el trabajo o en el hogar, pensamientos, recuerdos, emociones, falta de sueño, nutrición inadecuada o compañías tóxicas. La receta del dolor de cada persona es diferente, pero todas tienen algo en común: cuando se combinan los ingredientes, se desencadena, mantiene y exacerba el dolor.

En cualquier caso, al igual que tienes la *receta de mucho dolor*, también tienes la *receta de poco dolor*. En esta última participan todos los ingredientes biopsicosociales que contribuyen a que tu dolor sea bajo en un día dado. ¿Cómo puedes tener cierto control sobre el tipo de día que vas a tener? Una técnica consiste en que examines detenidamente los días en que sientes mucho dolor y los días en que experimentas poco dolor y detectes los ingredientes presentes en cada uno.

Por ejemplo, Emma se dio cuenta de que ciertos sucesos, situaciones, pensamientos y emociones contribuían a que se sintiese muy mal, mientras que otros le ayudaban a sentirse un poco mejor. Estuvo atenta a sus desencadenantes y descubrió cuáles eran los ingredientes que intensificaban su dolor y también los que lo mitigaban:

Receta de mucho dolor de Emma

- Saltarme comidas, mala nutrición.
- No llevar una vida equilibrada: estar hambrienta, trabajar demasiado, dormir demasiado poco.
- Comprometerme demasiado: demasiadas actividades, responsabilidades, fechas de entrega y tareas.
- Grado de estrés elevado.
- Ansiedad y frustración en relación con el dolor.
- No tener tiempo para relajarme, hacer ejercicio o divertirme.

Receta de poco dolor de Emma

- Tres comidas al día más refrigerios (estar bien alimentada, seguir una dieta nutritiva).
- Llevar una vida equilibrada: dormir bien, comer con regularidad, mantener una carga de trabajo equilibrada.

- Decir *no*: poner límites al trabajo extra, las responsabilidades y las actividades en casa.
- Grado de estrés bajo.
- Utilizar estrategias de afrontamiento para gestionar la ansiedad y la frustración relacionadas con el dolor.
- Programar tiempo para cuidar de mí misma: hacer ejercicio, relajarme, tejer, bordar, crear arte, escribir en un diario.

Ideas para cambiar ingredientes

Emma se dio cuenta de que su estilo de vida demasiado agitado solía expresar la *receta de mucho dolor*. Algo que le ayudó enormemente fue reemplazar algunos ingredientes de esta receta por ingredientes de la *receta de poco dolor*. Tuvo estas ideas:

- Programar una hora de «tiempo de relajación» inamovible después del trabajo, además de dos horas los fines de semana para caminar y dibujar.
- Configurar una alarma para que suene a las horas de comer para evitar saltarme comidas y llevar refrigerios en el bolso de trabajo.
- Acostarme más temprano y dormir hasta más tarde los fines de semana.
- Desestimar asumir más responsabilidades en el trabajo y en casa.
- Contratar una niñera una noche a la semana y salir con amigas.

Anota tus recetas de mucho dolor y poco dolor (¡incluyo una receta de *brownie*!):

Tus recetas del dolor

Receta de brownie	Receta de mucho dolor	Receta de poco dolor
1 vaso y medio (237 ml) de harina		
2 vasos de azúcar		
4 huevos		
¾ de cucharadita (1 cucharadita = 5 ml) de polvo de hornear		
¼ de cucharadita de sal		
1 vaso de mantequilla		
½ vaso de cacao en polvo		

Indica cinco ideas para reemplazar ingredientes de tu receta de mucho dolor por ingredientes de tu receta de poco dolor:

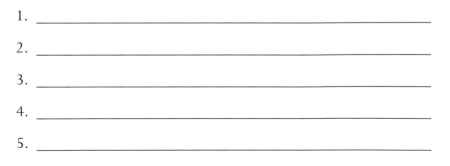

1. _____

2. _____

3. _____

4. _____

5. _____

Liberar emociones negativas: cómo hervir el agua

Las emociones negativas residen en el cuerpo, pero no conviene que permanezcan ahí. Por lo tanto, es importante que aprendas a soltarlas. Como el dolor es tanto físico como emocional, abordar y liberar las emociones negativas puede ayudarte a gestionar eficazmente el dolor. Una forma de hacer esto es *hervir el agua en una tetera*. Sin duda te estarás preguntando qué quiero decir con esto... Antes de aclararlo, responde esta pregunta:

P: ¿Qué le pasaría a una tetera si no tuviera un agujero por el que pudiese salir el vapor?

R: El vapor no tendría adónde ir. La presión dentro de la tetera aumentaría cada vez más, hasta que terminaría por estallar.

De manera similar, las emociones negativas necesitan un lugar al que ir. Si no encontramos formas saludables de soltarlas, descubrirán formas de salir por sí mismas. Las emociones negativas pueden manifestarse en el cuerpo como tensión muscular, dolor de espalda, dolor de estómago, vómitos, erupciones cutáneas o dolor crónico. Una excelente manera de remediar esto es hacer que el agua hierva en una tetera, es decir, dejar salir o expresar las emociones de una manera saludable. De este modo, las emociones reprimidas no saldrán como síntomas físicos o dolor. De hecho, ocurrirá algo aún mejor: no quedarán atrapadas en nuestro interior.

Estas son algunas formas excelentes de «hervir el agua en una tetera»:

- Hablar con alguien. Se trata de expresar los sentimientos y emociones con palabras y liberarlos.
- Escribir o llevar un diario. La escritura saca las emociones de la cabeza y el resto del cuerpo, las traduce en palabras y las libera sobre un papel.

- Crear arte. Dibujar, pintar y otras modalidades de arte transforman las emociones en colores, formas e imágenes.
- Bailar. Bailar y moverse ayuda a canalizar las emociones en una expresión física creativa.
- Actuar. El teatro, el canto y la actuación son medios para expresar y liberar emociones.
- Tocar un instrumento musical. Esto permite transformar las emociones en música.
- Hacer ejercicio. Moverse y sudar libera energía emocional.
- Otras ideas: permitirse llorar, gritar en el coche, romper en pedazos una guía telefónica, golpear una almohada.

Tus ideas para «hervir el agua en una tetera»:

_____

_____

_____

_____

Una manera en que vas a «hervir agua en una tetera» hoy:

_____

Escribe tu historia del dolor

La *escritura expresiva* (escribir sobre el impacto emocional del dolor y los eventos difíciles de la vida) es una excelente forma de «hervir el agua en una tetera». Los estudios al respecto muestran que este tipo de escritura puede fortalecer el funcionamiento del sistema inmunitario e incluso transformar el dolor. Escribir puede ayudarte a expresar y soltar emociones intensas, procesar sucesos difíciles y organizar tus pensamientos, todo lo cual puede ayudarte a sanar.

Esta actividad consiste en que escribas tu historia del dolor. Este relato incluirá la historia de tu dolor y tus impresiones acerca de cada parte del viaje. Puedes escribir durante unos minutos o unas horas. Mientras cuentas tu historia, hazte las siguientes preguntas: ¿cómo y cuándo comenzó a manifestarse tu dolor?, ¿qué estaba sucediendo en tu vida en ese momento?, ¿cómo han afectado el dolor y la enfermedad a tu capacidad para trabajar, divertirte y desenvolverte?, ¿qué tratamientos has probado y cuántos médicos has visto?, ¿cuáles han sido los costes, tanto financieros como emocionales? Y, lo más importante, escribe sobre las emociones que experimentas y has experimentado en el camino. Usa todas las palabras emocionales que puedas.

Tu historia del dolor:

_____

_____

_____

_____

_____

_____

_____

_____

_____

_____

_____

_____

_____

_____

_____

_____

_____

_____

_____

_____

_____

_____

_____

_____

_____

_____

_____

_____

_____

_____

_____

Utiliza más páginas, según necesites, o adquiere un diario o un cuaderno. Plantéate la posibilidad de incluir la escritura expresiva en tu vida diaria.

Conclusión

La TCC es un tratamiento para el dolor crónico, respaldado por los resultados de estudios, que se enfoca en los desencadenantes, los pensamientos, las emociones y los comportamientos de afrontamiento. El sistema límbico (el centro emocional del cerebro) tiene un papel fundamental en la experiencia del dolor. Las emociones no están en tu cabeza solamente; también se manifiestan en el resto de tu cuerpo, y tienen un impacto directo en tu salud y tu dolor. Los estados emocionales negativos como el estrés, la ansiedad y la depresión y las emociones negativas como la ira provocan alteraciones en las hormonas, los neurotransmisores y las vías cerebrales en el sentido de intensificar el dolor. El trauma también tiene estos efectos. Los métodos basados en la TCC efectivos para la gestión del dolor incluyen identificar los desencadenantes biopsicosociales, descubrir la propia receta del dolor, soltar las emociones negativas al «hervir el agua en una tetera» y abordar comportamientos de afrontamiento poco saludables como la evitación y el aislamiento. De la misma manera que podemos cambiar el dolor modificando los desencadenantes y las emociones, también podemos cambiarlo por medio de técnicas conductuales. El próximo capítulo, dedicado a las estrategias de control del dolor, te mostrará cómo hacerlo.

CAPÍTULO 3

Estrategias de control del dolor

E s comprensible que creas que debes resolver la cuestión del dolor *antes* de poder retomar tus actividades: la reducción del dolor debe tener lugar primero y la actividad debe venir después. De hecho, esta es la respuesta lógica frente al dolor agudo. Si tienes una lesión o una enfermedad aguda, como una pierna rota o fiebre alta, tu instinto te indica, correctamente, que debes detenerte, descansar y curarte.

Sin embargo, el enfoque efectivo para el dolor crónico es totalmente contrario a lo que indica la intuición. Para tratar eficazmente este tipo de dolor, el proceso que tienes que seguir es el opuesto: primero debes reanudar la actividad, de forma lenta y gradual, exponiendo el cerebro y el resto del cuerpo a niveles de estimulación bajos; *después* acontece la desensibilización.

Actuar primero, sentir los cambios después: cómo trabajar hacia atrás

Para reeducar un cerebro sensibilizado, es sumamente importante luchar contra el instinto de detener toda actividad y todo movimiento. La evitación, el retraimiento y los períodos largos de descanso solo contribuyen al ciclo de la rigidez, la atrofia muscular, la ansiedad y la depresión subsiguientes y más dolor. Para comenzar a sentirte mejor, prueba a *trabajar hacia atrás* y empieza por retomar actividades. Una vez que comiences a moverte, a recibir más luz solar, a ver a tus amigos y a reconectar con tus aficiones y actividades placenteras, más probable será que tu estado de ánimo mejore, que tu estrés y tu ansiedad disminuyan y que el volumen del dolor vaya bajando gradualmente. Si lo que te estoy planteando te parece aterrador o incómodo, tu reacción es normal; de hecho, es biológica: tu alarma del dolor, que es muy sensible, te está advirtiendo, equivocadamente, de que ocurrirá algo peligroso y dañino si te mueves. El tratamiento del dolor crónico requiere presionar constantemente el «botón de apagado» de esta alarma; tienes que recordarle a tu cerebro que todo tu cuerpo está a salvo, a pesar del dolor, muy real, que sientes.

En el caso de Jack, trabajar hacia atrás consistió en lo siguiente:

La historia de Jack

Jack, biólogo y exjugador de fútbol, estaba lidiando con la artritis reumatoide, una enfermedad debilitante, que le estaba provocando un dolor terrible en las articulaciones, que requería una intervención quirúrgica. Había dejado de conducir por la ciudad por trabajo y también había dejado de jugar al fútbol con su equipo de amigos, una actividad con la que soltaba el estrés y que disfrutaba enormemente. Pensaba que tendría que esperar a que el dolor desapareciera, presumiblemente después de la intervención quirúrgica, antes de poder volver a jugar. Pero cuando conoció la estrategia de trabajar hacia atrás, decidió que ya había esperado lo suficiente. Echaba de menos la diversión en su vida.

Además de trabajar con la TCC, Jack decidió someterse a fisioterapia para recuperar fuerza y tono muscular y confiar más en su cuerpo. Al cabo de unos meses, volvió al campo de fútbol y estuvo caminando alrededor del perímetro, dando patadas suaves a un balón. Sus amigos se alegraron de verlo. Cuando ya llevaba unas semanas caminando y entrenando, el fisioterapeuta le dio luz verde para que hiciese jogging alrededor del campo. Se quedó a ver un partido y se unió a su equipo para cenar. El hecho de reanudar la actividad redujo su dolor; para él, tuvo un efecto medicinal. Cuanto más hacía, más sentía que podía hacer.

Superar la inercia

El concepto de *inercia* proviene de una ley de la física que establece que «los objetos en movimiento tienden a permanecer en movimiento», mientras que «los objetos en reposo tienden a permanecer en reposo». Los seres humanos también se encuentran sometidos a esta ley. Puede ser difícil superar el tirón de la inercia, cambiar comportamientos y comenzar a hacer algo nuevo, sobre todo si se vive con dolor. Pero ¿has observado que, una vez que te has levantado del sofá y has empezado a moverte, la energía necesaria para seguir adelante es mucho menor que la que necesitaste para levantarte? Y, al contrario, cuanto más tiempo estás en el sofá, más intenso es el tirón para seguir recostado en él. Los pasos que se presentan en este libro están concebidos para ayudarte a superar la inercia y comenzar a trabajar hacia atrás con éxito.

EVALUACIÓN DE LA MOTIVACIÓN

Antes de adentrarnos en las estrategias de control del dolor, será útil que reconozcas las dudas y los miedos que puedas albergar. Es normal no acabar de tenerlo claro cuando se trata de abordar un nuevo programa de control del dolor. Evaluar los pros y los contras puede tener un efecto en la motivación y el compromiso, e incluso influir en los resultados.

¿Está funcionando tu plan actual de gestión del dolor? ¿Por qué o por qué no?

_____

_____

_____

¿Hay algo que el dolor te haya quitado y que te gustaría recuperar?

1. _____

2. _____

3. _____

Indica una manera en que podría ayudarte este libro:

_____

El ejercicio «Evaluación de decisiones», que sigue a continuación, te ayudará a determinar los beneficios (los «pros») y los costes (los «contras») del cambio de comportamiento. Lee los enunciados de la izquierda y piensa en las posibles ventajas y desventajas. Aquí tienes la evaluación que efectuó Samuel:

EVALUACIÓN DE DECISIONES DE SAMUEL

	Desventajas (contras)	Ventajas (pros)
Sin cambios: seguir con mi viejo programa de gestión del dolor.	Si sigo haciendo lo que he estado haciendo, mi dolor seguirá igual. Lo que estoy haciendo no está funcionando; debería estar mejor a estas alturas.	Estoy familiarizado con mi vieja manera de gestionar el dolor. Sé lo que debo esperar. No tengo que cambiar mi rutina.
Efectuar un cambio: adoptar un nuevo programa de gestión del dolor y usar activamente este manual de trabajo.	El cambio me asusta y me hace entrar en terreno desconocido. No necesito terapia. ¿Y si mi dolor empeora?	Este nuevo programa podría reducir mi dolor y mejorar mi vida. Podría posibilitarme jugar con mis amigos otra vez. No tengo nada que perder.

TU EVALUACIÓN DE DECISIONES

	Desventajas (contras)	Ventajas (pros)
Sin cambios: seguir con mi viejo programa de gestión del dolor.		
Efectuar un cambio: adoptar un nuevo programa de gestión del dolor y usar activamente este manual de trabajo.		

Rodea con un círculo lo que hayas escrito en el cuadrado inferior derecho (ventajas del cambio) y en el cuadrado superior izquierdo (desventajas de no efectuar un cambio). Estas declaraciones reflejan la forma de pensar que tiene más probabilidades de motivarte a transformar tu dolor y recuperar tu vida. Pronúncialas o dilas para tus adentros en cualquier momento en que encuentres obstáculos físicos o emocionales, percibas resistencias o te sientas estancado.

Establecer metas

Participar en actividades trabajando hacia atrás puede ayudarte a romper el ciclo del dolor y la enfermedad. Entonces, ¿cómo decidir por dónde empezar? El primer paso es establecer una meta. Comprometerte con un objetivo puede motivarte y prepararte para dar los pasos necesarios para tener una experiencia diferente con el dolor.

Sea cual sea la naturaleza de tus metas (ya sean físicas, sociales o relacionadas con el trabajo), haz que sean más fáciles de alcanzar siguiendo estos pasos. Para empezar, enuncia tus objetivos en términos de lo que quieres, y no de lo que no quieres. Por ejemplo, la declaración «no quiero estar atrapado en casa» mantiene tu cerebro estancado en lo negativo y no ofrece un plan para avanzar. En su lugar, prueba a decir, para empezar, «quiero salir más al exterior». A continuación, sigue estos pasos para establecer unas metas concretas:

- **Sé realista.** Haz que tus metas sean significativas, realistas y alcanzables. Establecer unos objetivos no realistas conduce a la frustración. Por ejemplo, en lugar de decir «en junio ya quiero sentirme mejor», prueba con «hoy mismo voy a usar tres estrategias de la TCC».
- **Sé específico.** Enuncia tu meta utilizando unidades de medida: hora del día, cantidad y duración. Por ejemplo, en lugar de decir «quiero tener más vida social», que es un objetivo amplio y vago, prueba con «voy a llamar a un amigo el martes al mediodía». En lugar de «quiero volver al trabajo», prueba con «voy a ir a trabajar durante una hora tres días esta semana».
- **Divide tu gran meta en pasos más pequeños.** ¡Está bien tener grandes sueños! Identifica las metas generales que tienes en cuanto a tus sueños y persíguelas. Ahora bien, asegúrate de dividir estas metas grandes en pasos más pequeños. Esto hará que sean menos intimidantes y más fáciles de alcanzar. También es más fácil hacer el seguimiento de los pasos pequeños; así podrás ver dónde has estado y hacia dónde vas. Por ejemplo, si tu objetivo es volver a ir en bicicleta por la montaña, tus pequeños pasos podrían ser estos: «Semana 1: andar en bicicleta durante diez minutos cada día a la una (de la tarde). Semana 2: andar en bicicleta durante quince minutos cada día a la una. Semana 3: andar en bicicleta durante veinte minutos cada día a la una».
- **Elige un punto de partida práctico.** Identifica un punto de partida realista, que no te resulte abrumador. Empezar

poco a poco les da a tu cerebro y a tu cuerpo, que son plásticos, la oportunidad de adaptarse gradualmente al cambio. Por ejemplo, si tu meta es volver a correr, no empieces corriendo ocho kilómetros después de haber estado un mes sin moverte. Tu cuerpo no estará acostumbrado a tanto movimiento y el sobreesfuerzo podría alentar el dolor. En lugar de plantearte un objetivo como este, establece una meta inicial pequeña y medible, como «caminar quince minutos todos los días durante una semana».

- **Registra tu evolución.** Lleva un registro diario para hacer el seguimiento de tus progresos. Es gratificante y alentador ver los propios avances. ¡Celebra cada pequeña victoria y siéntete orgulloso de cada logro!
- **Prevé los obstáculos.** Anticípate a los obstáculos antes de que aparezcan y busca soluciones de antemano. De esta manera, irás un paso por delante. Pregúntate qué podría dificultarte la consecución del objetivo que te has propuesto. Los obstáculos podrían ser pensamientos, miedos, dificultades físicas o inconvenientes prácticos, como no tener un automóvil.
- **¡Prémiate!** Las recompensas nos ayudan a motivarnos y avanzar. Por ejemplo, algunos trabajan duro para ganar dinero, mientras que otros lo hacen para obtener reconocimiento y elogios. Las recompensas son diferentes para cada persona; ¡algunas trabajan con la mirada puesta en el chocolate que las espera! Establece un sistema de gratificaciones para recompensarte por alcanzar cada pequeña meta. Son ejemplos de recompensas asistir a un concierto, reservar dinero para comprar una guitarra, ir de compras o tomarse unas vacaciones.

Escribe tus objetivos en los espacios que siguen. Incluyo los de Lily a modo de ejemplo.

El gran sueño de Lily que espera cumplir: Volver a bailar danza irlandesa.

Tu gran sueño que esperas cumplir: _____

Primer paso pequeño de Lily (objetivo 1): 1. Asistir a un ensayo de danza irlandesa esta semana y solo mirar.

Tu primer paso pequeño (objetivo 1): 1. _____

_____

Cuándo dará el primer paso Lily: Hoy después del trabajo, a las seis de la tarde.

Cuándo darás tu primer paso: _____

Los pasos siguientes, específicos y realistas, de Lily (objetivos 2 a 4):

2. Mandar un correo electrónico a la profesora de danza irlandesa hoy al mediodía.

3. Asistir a los ensayos semanales, los viernes a las seis de la tarde.

4. Bailar en casa durante diez minutos tres días esta semana.

Tus tres pasos siguientes, específicos y realistas (incluye los días, las horas y las unidades de medida pertinentes):

2. _____

3. _____

4. _____

TABLA DE PROGRESOS DE LILY (X = HECHO)

	L	M	X	J	V	S	D
Sueño (objetivo general): Volver a bailar danza irlandesa							
Objetivo 1: Asistir a un ensayo y solo mirar.	X						
Objetivo 2: Mandar un correo electrónico a la profesora.	X						
Objetivo 3: Asistir a los ensayos semanales.					X		
Objetivo 4: Bailar tres días durante diez minutos.		X	X			X	

TU TABLA DE PROGRESOS

	L	M	X	J	V	S	D
Sueño (objetivo general):							
Objetivo 1:							
Objetivo 2:							
Objetivo 3:							
Objetivo 4:							

Puedes descargarte una copia de esta tabla (en inglés) de https://www.newharbinger.com/9781684036448/#nh-book-accessories («Your Progress Chart»).

Posibles obstáculos y soluciones en el caso de Lily:

Obstáculo 1: la profesora de baile podría no responder mi correo electrónico.

Solución 1: si no me responde, iré a su estudio.

Obstáculo 2: probablemente me cansaré y sentiré dolor.

Solución 2: haré pausas a menudo y llevaré una bolsa de hielo.

Tus posibles obstáculos y soluciones:

Obstáculo 1: _____

Solución 1: _____

Obstáculo 2: _____

Solución 2: _____

Obstáculo 3: _____

Solución 3: _____

Ideas de Lily para premiarse: Si cumplo con todos los objetivos de la semana, me compraré un nuevo libro de recetas y un nuevo cuenco para batir.

Tus ideas para premiarte: _____

_____

Objetivos para la curación

Además de establecer metas de tipo físico, social y profesional, tómate un momento para establecer metas para tu curación. Este tipo de metas son diferentes para cada persona. Por ejemplo, tu objetivo podría ser recuperarte lo suficiente como para salir del hospital, o ver reducido lo bastante tu dolor como para poder conducir, o acabar con un síntoma en particular. *Sano* y *curado* significan cosas diferentes para cada persona.

¿Qué es para ti estar sano?

_____

_____

¿Cuál es tu primer objetivo para la curación? (Ejemplos: *Ver mitigado el dolor, manejar los síntomas, recuperar una funcionalidad, retomar una actividad*).

_____

_____

¿Qué significa para ti ser capaz de desenvolverte? (Ejemplos: *Ser capaz de caminar con muletas, poder retomar el kárate, poder pasar tiempo con amigos*).

_____

_____

Define tus objetivos para distintas intensidades de dolor. Identifica qué actividades pretendes ser capaz de realizar con estos grados de dolor:

0/10 (En una escala del 0 al 10, 0 = ausencia de dolor, 5 = dolor moderado, 10 = dolor extremo)

_____

_____

2/10

_____

_____

4/10

_____

_____

6/10

_____

_____

8/10

_____

_____

10/10

_____

_____

Ahora que has establecido tus metas, ¡estás listo para dar el siguiente paso en el camino del dominio del dolor! La exposición regular y gradual es un punto de partida excelente.

Cómo retomar el trabajo y la diversión: la exposición regular y gradual

La exposición regular y gradual a la actividad es una estrategia importante para desensibilizar un sistema nervioso sensible y recuperar la funcionalidad. Este tipo de exposición puede ayudarte a reducir las crisis de dolor, a hacer en mayor medida lo que es importante para ti, a conservar energía para las actividades que valoras y a sentir que tienes más el control de tu vida. Puedes utilizar esta estrategia para retomar tus aficiones, el ejercicio o las actividades de la vida diaria, o para volver al trabajo.

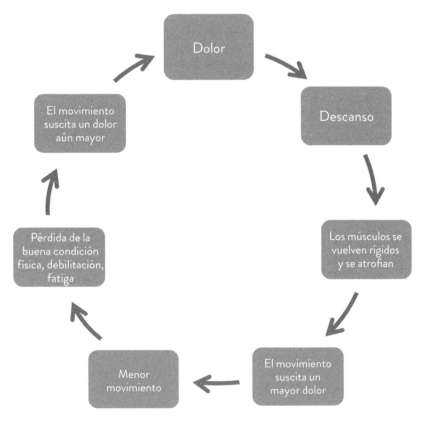

Figura 5. Inactividad y dolor.

Los días en que son presa del dolor, algunas personas se protegen descansando, reduciendo la actividad y quedándose en casa. Estas medidas pueden prolongarse durante semanas, meses o incluso años. Muchos incluso desarrollan un miedo al movimiento llamado *cinetofobia* (término formado a partir de *kinesia* o *kinesis*, que significa 'movimiento', y *fobia*, que significa 'miedo a'). Si bien evitar el movimiento y la actividad puede parecer una medida razonable y comprensible, descansar durante demasiado tiempo dificulta el regreso a las actividades que nos gustan: el cuerpo se vuelve más rígido y pasa a estar menos en forma, aumentan la tensión y el dolor muscular, disminuye la motivación, el sistema nervioso permanece hipersensible y el dolor aumenta aún más con el movimiento y la actividad. Además, evitar la actividad física y social *incrementa* la ansiedad y el miedo relacionado con el dolor, lo cual acaba por intensificar la sensación de dolor. La figura 5 muestra el ciclo de inactividad resultante del dolor.

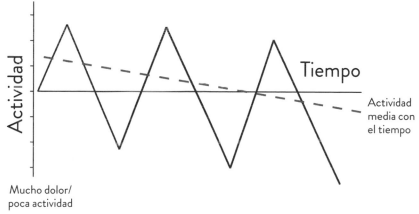

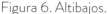

Figura 6. Altibajos.

Los días en que sienten poco dolor, algunas personas hacen lo contrario. Están tan emocionadas por experimentar menos dolor que intentan hacer todo lo posible: van de compras, ponen al día el trabajo y las tareas del hogar, salen a correr y luego pasan el resto del día con la familia y con amigos. Pero ¿qué sucede cuando nos excedemos? Pues que el dolor se toma la revancha. Puede ser que nos vengamos abajo y no podamos levantarnos de la cama durante días. Este ciclo de sobreactividad intensa y subactividad reduce la funcionalidad general, como muestra la línea punteada del diagrama de la figura 6. Este ciclo de altibajos y vaivenes resulta en menos actividad con el tiempo, y no en más, porque agota tanto el cuerpo como la determinación.

Una forma de encontrar un equilibrio entre hacer muy poco y hacer demasiado es la exposición regular y gradual a la actividad. Se trata de mantener un grado de actividad diario que se sitúe en algún punto entre no hacer nada (hacer demasiado poco) y hacerlo todo (hacer demasiado). Exponer el cerebro y el resto del cuerpo, a lo largo del tiempo, a cantidades de estimulación y movimiento cuidadosamente ajustadas puede resultar en un incremento progresivo de la actividad y la funcionalidad.

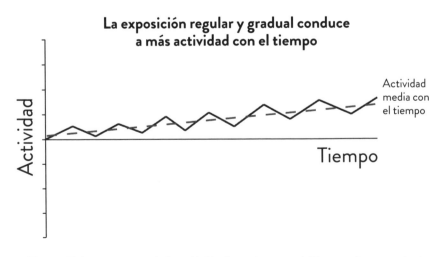

Figura 7. Incremento de la actividad con la exposición regular y gradual.

La exposición regular y gradual es como calentar un viejo automóvil después de haber estado fuera en la nieve invernal durante mucho tiempo. El motor está frío y le cuesta responder, y necesita calentarse antes de poder funcionar correctamente. Este coche no está en condiciones de hacer un viaje de punta a punta del país desde el mismo instante en que se le dé a la llave de contacto. Antes deberá calentarse en el camino de entrada a la casa (el que conduce al garaje) y dando algunas vueltas alrededor de la manzana. Una vez que el motor esté caliente y habituado al movimiento, podrá recorrer distancias más largas. Esto mismo es aplicable a ti. Considera que la exposición regular y gradual es una forma de calentar progresivamente el cerebro y el resto del cuerpo.

Exposición regular y gradual = *Calentamiento del cerebro y el resto del cuerpo*

Aunque lleves meses inactivo, puedes calentar el cerebro y el resto del cuerpo a partir de hoy mismo. De *ahora* mismo. ¡Elige cualquier actividad! Puedes acudir a la exposición regular y gradual para retomar actividades de la vida diaria, como ir de compras o cortar el césped. O para retomar el ejercicio o tu pasatiempo favorito, ya sea el baile irlandés, el fútbol o la costura.

Ten en cuenta que la exposición regular y gradual no es lo mismo que esforzarse en medio del dolor o que el concepto de que no es posible conseguir nada sin dolor. Este tipo de exposición requiere encontrar un punto de partida seguro y cómodo, que pueden ser dos minutos de actividad solamente (por ejemplo), y detenerse en el punto o el momento establecido. También incluye hacer una pausa para realizar estiramientos y descansar.

Lluvia de ideas para la exposición regular y gradual

¿Qué *actividades físicas* estás dispuesto a intentar realizar esta semana? Puede ser algo que necesites hacer, como limpiar la casa, o algo que *quieras* hacer, como patinar sobre hielo o preparar dulce de leche. Intenta elegir una actividad importante o prioritaria que te parezca un buen punto de partida.

Caminar al aire libre

Hacer la cena

Practicar yoga

Senderismo

Asistir a una clase de baile

Hacer la colada

Levantar peso ligero

Jugar al fútbol

Ir caminando hasta el buzón

Ir a la oficina de correos

Pasar el aspirador

Salir con amigos

Sacar a pasear al perro alrededor de la manzana

Llevar el coche al taller

Nadar

Montar en bicicleta

Cuidar el jardín

Hacer la compra

Hacer pequeñas reparaciones en la casa

Hacer saltos de tijera

Llevar a la familia a disfrutar de una buena comida

Seguir una clase de ejercicio por Internet

Hacer gimnasia acuática (*aquagym*)

Conducir hasta la playa

Tus ideas para empezar con la exposición regular y gradual:

1. _____

2. _____

3. _____

4. _____

El plan de acción

Para acometer la exposición regular y gradual, empezarás por establecer unos objetivos realistas y medibles que sean significativos para ti y a continuación trabajarás progresivamente para alcanzarlos, poco a poco.

En primer lugar, elige una actividad que te gustaría intentar realizar pero que no has podido abordar debido al dolor o la enfermedad. Seguidamente, elabora un plan de exposición regular y gradual.

A modo de ejemplo, pondré lo que hice yo:

Paso 1. Establece una meta. Elige una actividad física que te gustaría retomar o intentar realizar.

Dar largos paseos por un bosque de secuoyas.

Paso 2. Expresa tu objetivo final para esta actividad utilizando indicadores concretos como tiempo, duración y frecuencia.

Caminar al aire libre durante una hora, tres días a la semana.

Paso 3. Mide la cantidad de tiempo en que puedes realizar esta actividad cómodamente en un día en el que sientas poco dolor y luego en un día en el que sientas mucho dolor.

En un día en el que tenga poco dolor, puedo caminar durante veinte minutos. En un día en el que tenga mucho dolor, solo puedo caminar durante cuatro minutos.

Paso 4. Calcula el promedio sumando estos valores y dividiendo el total entre dos.

20 (dolor leve) + 4 (dolor intenso) = 24 minutos (total)

24 (total) ÷ 2 = 12 minutos (promedio)

Paso 5. Una vez que tengas la cantidad de tiempo promedio en que puedes realizar esta actividad, resta unos minutos para darte un margen. Esta será tu *línea de base*, es decir, la cantidad de tiempo que dedicarás a esta actividad todos los días, independientemente de que en cualquier día dado estés experimentando mucho dolor o poco dolor.

Línea de base = Objetivo diario para la actividad

No hagas más y trata de no hacer mucho menos. Esto evitará que caigas en la inactividad y también evitará que te esfuerces demasiado. Y lo más importante es que ayudará a tu cerebro (que, recuérdalo, es plástico) a desensibilizarse.

12 minutos (promedio) – 2 minutos (margen) = 10 minutos (línea de base diaria)

Paso 6. Planea hacer pausas para descansar y hacer ejercicios de estiramiento después de un número determinado de minutos y establece la duración de estas pausas. Puedes hacer varias pausas, según necesites. La duración de estos descansos debería acortarse con el tiempo, a medida que aumenten tu fuerza y tu resistencia.

Pauta de descanso: una pausa de dos minutos cada cinco minutos.

Paso 7. Cada semana, añade unos minutos a tu actividad, según tu grado de tolerancia, hasta alcanzar tu objetivo final. Este aumento es tu *incremento de actividad* semanal. Algunas personas podrán añadir diez minutos, mientras que otras sumarán dos. No te juzgues si determinas un avance lento; es muy importante que te sientas a gusto con tu plan de exposición regular y gradual.

Aumentaré la duración de mis paseos en dos minutos cada semana, hasta alcanzar mi objetivo. Dado que mi línea de base es de diez minutos, la próxima semana caminaré durante doce minutos por el bosque de secuoyas y la siguiente semana mi objetivo será que estos paseos duren catorce minutos.

Con el tiempo, tu cerebro irá respondiendo un poco menos a las fuertes señales de falsa alarma, porque lo estarás calentando progresivamente, como hacemos con un motor que lleva mucho tiempo inactivo. Irá desaprendiendo la respuesta de emergencia ante estímulos inofensivos, como la jardinería o los paseos largos, que te hacen sentir *dolor* pero no te ocasionan *daño*. Tu cuerpo se acostumbrará al movimiento, tus músculos se fortalecerán y tu condición física mejorará. Cada vez tolerarás con menos problemas cualquier actividad que elijas, incluso en los días en que no te encuentres muy bien o sientas algo de dolor.

Por ejemplo, según mi plan, caminaré al aire libre durante diez minutos todos los días durante la primera semana, incluso si tengo algo de dolor. Habrá momentos en los que querré caminar más (los días en que me sienta genial) y momentos en los que querré quedarme en la cama y no caminar en absoluto (los días en que me sienta muy mal). Pero me ceñiré al plan para realizar diez minutos de actividad todos los días, lo cual ayudará a que mi cerebro se reconfigure y permitirá que mi cuerpo se recupere y se fortalezca nuevamente.

Programa pausas

Hacer pausas es importante en la exposición regular y gradual. Incorpora lapsos de tiempo en los que descansar y hacer estiramientos en el contexto de las actividades programadas, asegurándote de detenerte antes de que el dolor se vuelva demasiado intenso. Bebe agua, haz respiraciones profundas, escucha música, acaricia al gato, haz estiramientos... Cambia de posición y de postura para volverte más tolerante al movimiento. También es útil pedirle a alguien que realice la actividad con nosotros si necesitamos apoyo. Por ejemplo, si tengo un día difícil, le pediré a un amigo que venga a caminar conmigo, para que me haga compañía y me anime. Si puedes contar con algún ser querido para que participe contigo en tu exposición regular y gradual, la experiencia será más tolerable y agradable.

Establece tu propio plan de exposición regular para esta semana. Para las semanas siguientes, haz fotocopias de «Tu plan de exposición regular y gradual a una actividad» y rellena los espacios en blanco con nuevos objetivos para la exposición gradual a medida que tus necesidades cambien (¡lo harán!). También puedes descargarte esta hoja de control (en inglés) de https://www.newharbinger.com/9781684036448/#nh-book-accessories («Your Activity Pacing Plan»).

Tu plan de exposición regular y gradual a una actividad

Paso 1. Establece una meta. Elige una actividad física que te gustaría retomar o intentar realizar. Puede ser ambiciosa o práctica; lo importante es que sea significativa para ti.

_____

_____

Paso 2. Expresa tu objetivo final para esta actividad utilizando indicadores concretos como tiempo, duración y frecuencia.

_____

_____

Paso 3. Mide la cantidad de tiempo en que puedes realizar esta actividad cómodamente (en minutos) en un día en el que sientas poco dolor y luego en un día en el que sientas mucho dolor.

Día con poco dolor: _____

Día con mucho dolor: _____

Paso 4. Calcula el promedio sumando estos valores y dividiendo el total entre dos.

Dolor leve _____ + dolor intenso _____ = _____ (total)

Total _____ ÷ 2 = _____ (promedio)

Paso 5. Una vez que tengas la cantidad de tiempo promedio en que puedes realizar esta actividad, resta unos minutos para darte un margen. Esta será tu *línea de base* diaria.

_____ (promedio) – _____ minutos (margen) = _____ (línea de base diaria)

Paso 6. Planea hacer pausas para descansar y hacer ejercicios de esti ramiento después de un número determinado de minutos y establece la duración de estas pausas. La duración de estos descansos cambiará de una semana a otra, a medida que aumenten tu fuerza y tu resistencia.

Pauta de descanso: una pausa cada _____ minutos.

Cada pausa durará _____ minutos.

Paso 7. Determina tu incremento de actividad semanal. Proponte añadir unos pocos minutos a la actividad cada semana (entre dos y cinco, aproximadamente, según tu grado de tolerancia), hasta alcanzar tu objetivo final.

Tu incremento de actividad semanal: _____ minutos.

La importancia de caminar

Una de las actividades más importantes que puedes retomar es *caminar*. Caminar lubrica las articulaciones (lo cual facilita el movimiento), mejora la circulación sanguínea, desensibiliza el cerebro y el resto del cuerpo frente al movimiento de bajo impacto y puede incrementar la fuerza y la movilidad, así como la funcionalidad. Caminar es tan importante que muchos programas de gestión del dolor recomiendan que sea la primera actividad con la que llevar a cabo la exposición regular y gradual. Por lo tanto, trata de reservar tiempo para caminar todos los días. Aprovecha este paseo en particular para que te dé el sol, ver a personas, disfrutar de la naturaleza, acariciar un perro y sudar un poco. Se ha demostrado que este tipo de paseo orientado al movimiento y al placer mejora el estado de ánimo, incrementa la funcionalidad, reduce el estrés y la ansiedad, e incluso mitiga el dolor.

Utiliza la exposición regular y gradual para volver al trabajo

Al igual que puedes utilizar la exposición regular y gradual para volver a moverte, también puedes acudir a ella para volver al trabajo y retomar tu carrera profesional. Es una estrategia útil para aumentar tu capacidad de pensar, enfocarte y concentrarte. Si no has podido hacer mucho trabajo, como leer, escribir informes o planificar estrategias, prueba con la exposición regular y gradual para ejercitar tu magnífico cerebro. Como en el caso de la exposición regular y gradual a actividades, establece también un objetivo específico y medible para el trabajo. A continuación, registra la cantidad de tiempo que puedes dedicar a leer, escribir o trabajar cómodamente en los días fáciles y difíciles. Establece tu línea de base diaria y comienza con la exposición.

La historia de Percy

Percy padecía fibromialgia y el cuerpo le dolía todos los días. A menudo se sentía mareada y presa de la niebla mental, lo cual hacía que le costara concentrarse. Dejó de ir a trabajar y estaba demasiado fatigada para trabajar desde casa. Tenía montones de informes que leer, y el solo hecho de pensar en ello hacía que su cuerpo se sintiera peor. Decidió probar la exposición regular y gradual con el apoyo de su hermano, quien aceptó ayudarla motivándola y recompensándola por cada paso que diera para retomar el trabajo.

El objetivo final de Percy era leer todos los informes del mes anterior. El tiempo que podía dedicar a la lectura en un día de mucho dolor era de diez minutos. En un día de poco dolor, podía leer cómodamente durante cuarenta minutos. Rellenó la hoja de exposición regular y gradual al trabajo y calculó que la línea de base en cuanto a su tiempo de lectura diario era de veintitrés minutos.

Debido a que los informes académicos, que tenían su grado de complejidad, le generaban estrés y empeoraban su dolor, Percy decidió empezar con la exposición regular y gradual leyendo un libro divertido. Cada día reservaba veintitrés minutos para leer el libro que había elegido, lectura que le resultaba placentera y relajante. Cada día que leía, su hermano la recompensaba con puntos. Le parecía a la vez ridículo y agradable contar con un apoyo tan esmerado; en cualquier caso, las recompensas y la atención de que era objeto le ayudaban. Percy decidió que si obtenía diez puntos o más al final de la semana apartaría dinero para un viaje a Hawái.

La primera semana, le resultó difícil ponerse a leer cuando experimentaba dolor. Pero la idea de ir a Hawái la motivaba. Añadió diez minutos de lectura cada semana, aunque algunos días lo pasó mal. Al final del mes, estaba leyendo dos horas al día, haciendo pausas para tomar té en función de sus necesidades, y se sentía realmente orgullosa. Poco a poco fue pasando de leer por placer a leer los informes, y en un mes se puso al día.

Tu plan de exposición regular y gradual al trabajo

Paso 1. Elige una actividad relacionada con el trabajo que te gustaría retomar (como escribir o ir a la oficina).

_____

_____

Paso 2. Expresa tu objetivo final para esta actividad utilizando indicadores concretos como tiempo, duración y frecuencia.

_____

_____

Paso 3. Mide la cantidad de tiempo en que puedes realizar esta actividad cómodamente (en minutos) en un día en el que sientas poco dolor y luego en un día en el que sientas mucho dolor.

Día con poco dolor: _____

Día con mucho dolor: _____

Paso 4. Calcula el promedio sumando estos valores y dividiendo el total entre dos.

Dolor leve _____ + dolor intenso _____ = _____ (total)

Total _____ ÷ 2 = _____ (promedio)

Paso 5. Una vez que tengas la cantidad de tiempo promedio en que puedes realizar esta actividad, resta unos minutos para darte un margen. Esta será tu _línea de base_ diaria, es decir, tu objetivo tanto en los días de mucho dolor como en los días de poco dolor.

_____ (promedio) − _____ minutos (margen) = _____ (línea de base diaria)

Paso 6. Planea hacer pausas para descansar y hacer ejercicios de estiramiento después de un número determinado de minutos y establece la duración de estas pausas. La duración de estos descansos cambiará de una semana a otra, a medida que aumenten tu fuerza y tu resistencia.

Pauta de descanso: una pausa cada _____ minutos.

Cada pausa durará _____ minutos.

Paso 7. Determina tu incremento de actividad semanal. Proponte añadir unos pocos minutos a la actividad cada semana, según tu grado de tolerancia, hasta alcanzar tu objetivo final.

Tu incremento de actividad semanal: _____ minutos.

Si tu objetivo es utilizar la exposición regular y gradual para retomar el trabajo, elabora un plan para que el retorno sea progresivo, aunque esto pueda significar empezar con unas pocas horas de trabajo una vez a la semana. Ve aumentando gradualmente la dedicación hasta llegar a dos medias jornadas y después a tres. Esto les dará a tu cerebro y al resto de tu cuerpo la oportunidad de adaptarse progresivamente a la estimulación mental, física y social necesaria para afrontar una jornada laboral completa. Cuando se sufre dolor crónico, la exposición regular y gradual puede ayudar a alcanzar metas que acaso parecían imposibles al principio, como cuando uno entrena para correr un maratón.

Utiliza el cuadro que sigue para planificar la exposición regular y gradual a actividades durante una semana (actividades como caminar, hacer la compra, nadar...) y establece tus objetivos en cuanto al tiempo de actividad y de descanso. Cuando te pongas en marcha, recuerda que está bien descansar más de lo previsto y estar activo durante menos tiempo de lo planeado, al principio sobre todo. ¡Comienza donde puedas y avanza desde ahí!

PLAN SEMANAL DE EXPOSICIÓN REGULAR Y GRADUAL

Actividad	Objetivos en cuanto al tiempo (pretendidos)	Tiempos reales						
		Lun.	Mar.	Miérc.	Juev.	Vier.	Sáb.	Dom.
Caminar	Acción: 10 min / Descanso: 5 min	Acción: 5 min / Descanso: 10 min	Acción: 7 min / Descanso: 11 min	Acción: 6 min / Descanso: 8 min	Acción: 8 min / Descanso: 10 min	Acción: 9 min / Descanso: 7 min	Acción: 10 min / Descanso: 6 min	Acción: 10 min / Descanso: 6 min
	Acción: / Descanso:	Acción: / Descanso:	Acción: / Descanso:	Acción: / Descanso:	Acción: / Descanso:	Acción: / Descanso:	Acción: / Descanso:	Acción: / Descanso:
	Acción: / Descanso:	Acción: / Descanso:	Acción: / Descanso:	Acción: / Descanso:	Acción: / Descanso:	Acción: / Descanso:	Acción: / Descanso:	Acción: / Descanso:
	Acción: / Descanso:	Acción: / Descanso:	Acción: / Descanso:	Acción: / Descanso:	Acción: / Descanso:	Acción: / Descanso:	Acción: / Descanso:	Acción: / Descanso:

Puedes encontrar esta hoja de trabajo, para descargarla (en inglés), en https://www.newharbinger.com/9781684036448/#nh-book-accessories («Weekly Pacing Plan»).

Estrategias de distracción

Cuando estamos absortos en algo divertido, interesante y que nos distrae, el dolor puede ser menos abrumador. Las *estrategias de distracción* nos ayudan a regular el dolor al retirar la atención del dolor y ponerla en otras cosas. La neurociencia revela que, cuando estamos distraídos, la corteza prefrontal (la parte anterior de los lóbulos frontales) envía un mensaje al regulador del dolor para que «baje el volumen». En cambio, cuando nos enfocamos en el dolor, la corteza prefrontal manda el mensaje contrario, y el dolor se intensifica.

Relata una ocasión en la que te estabas enfocando en el dolor y notaste que empezaba a empeorar:

_____

_____

Relata una ocasión en la que estabas absorto en una actividad divertida o interesante y notaste que el dolor disminuía y pasaba a un segundo plano:

_____

_____

Las estrategias de distracción pueden ser *cognitivas* (para la mente: juegos de ingenio, retos mentales...), *físicas* (actividades, sensaciones, movimientos) o *emocionales*. Como Malika, puedes combinar varios tipos de estrategias de distracción para manejar tu dolor.

La historia de Malika

Malika vivía con la enfermedad de Lyme y un dolor constante en las articulaciones. Un domingo por la tarde, sus amigos se reunieron para ver el fútbol, pero ella estaba en la cama con una crisis de dolor. Sus amigos la llamaron repetidamente para animarla a que fuera. Acabó por aceptar la propuesta, pero se puso nerviosa en el coche mientras iba de camino: ¿y si sus síntomas empeoraban encontrándose fuera de casa?, ¿y si se sentía muy mal y tenía que irse?

Cuando Malika llegó y vio las sonrisas de sus amigos, se sintió más tranquila. Se sentaron en el sofá para ver un partido, comieron pizza y se echaron unas risas. Al final del partido, Malika se dio cuenta de que había estado tan distraída con actividades divertidas (ver la tele, compartir con amigos), con todo un repertorio de sensaciones placenteras (estar recostada en el blando sofá, disfrutar de una pizza caliente, masticar patatas fritas, sentir el gas de un refresco en la lengua) y con ciertas emociones agradables (placer, felicidad) que no había notado sus síntomas durante horas. El dolor no había desaparecido, pero había pasado a un segundo plano.

Tu plan de distracción

Identifica estrategias de distracción que podrían serte útiles y comienza a usarlas en los días difíciles.

ACTIVIDADES DISTRACTORAS

Haz una lista de tus actividades favoritas y elige una: crear arte, escribir una historia, ir a dar un paseo, preparar una comida, jugar a algo, mirar un partido de golf, ir de compras, hacer algo agradable por alguien (escribir una postal para un amigo, llamar a tu madre)... ¿Qué actividades te distraen?

_____

_____

_____

EMOCIONES DISTRACTORAS

Lee, mira o escucha cualquier cosa que te suscite emociones agradables. Ve una película divertida, escucha a un humorista o lee un cómic. Escucha un *podcast* lleno de suspense, lee una revista interesante o mira un programa de ciencia. Escucha canciones que te tranquilicen o realiza una actividad relajante. Toca un instrumento y deja que la música te transporte. Observa cómo cambia tu estado de ánimo cuando cambias la situación. ¿Cómo puedes distraerte a través de las emociones?

_____

_____

_____

EJERCICIOS MENTALES DISTRACTORES

Realiza tareas que aparten tu atención del dolor. Prueba a hacer sudokus o crucigramas. Enfráscate en un libro de acertijos. Cuenta hacia atrás desde doscientos de siete en siete, enumera los presidentes que ha tenido el país o nombra todas las constelaciones que ves en el cielo estrellado. Resuelve un problema matemático complicado o monta un puzle. ¿Qué ejercicios mentales te distraen?

_____

_____

_____

DISTRACCIÓN MEDIANTE LOS CINCO SENTIDOS

Utiliza tus cinco sentidos (vista, oído, gusto, tacto y olfato) para generar sensaciones distractoras. Prueba con el frío o el calor: aplícate hielo en la parte posterior del cuello o sumerge los pies en agua fría. Date un baño caliente, enciende velas perfumadas, escucha música o bebe algo fresco y reconfortante. Sal a dar un paseo al anochecer y observa los murciélagos. Recibe un masaje. ¿Cómo puedes servirte de los sentidos para distraerte?

_____

_____

Lluvia de ideas para la distracción

Aquí tienes una lista de estrategias de distracción recopiladas por personas que están lidiando con el dolor y la enfermedad. Incorpora actividades como las que se mencionan a continuación en tu rutina diaria de gestión del dolor. Pon una marca de verificación al lado de las que estés utilizando o vayas a utilizar, tacha las que no te interesen y añade las tuyas. En el capítulo cuatro se explican estrategias con las que quizá no estés familiarizado, como la respiración diafragmática, la meditación guiada y la exploración corporal.

Hacer fotos con una cámara fotográfica

Hacer un crucigrama

Cocinar u hornear

Leer

Dibujar

Escribir una historia

Practicar la respiración diafragmática

Hacer terapia con un animal peludo (acariciar al gato o al perro)

Dar la vuelta a la manzana caminando o en bicicleta

Ir a la biblioteca y ojear un libro

Caminar en la naturaleza

Ir a un lugar en concreto: el parque, la biblioteca o el buzón de la esquina para enviar una carta

Ir a por café a la cafetería de la esquina

Ver cuántas flexiones y cuántos abdominales puedes hacer

Escuchar una meditación guiada

Hacer sudokus

Jugar a un juego de mesa

Construir algo: un avión a escala, una caseta para el perro o un nuevo soporte para los rollos de papel de cocina

Escribir una carta (¡una carta de verdad, sobre papel!) a tu sobrina, a un amigo o a una persona famosa

Dibujar el árbol familiar

Pedirles a niños que forman parte de tu vida que te ayuden a hacer una lista de los mejores disfraces de Halloween que han visto nunca

Charlar por videollamada con amigos o familiares que se encuentran lejos

Ir a un parque para perros y tener un comportamiento amistoso con el perro de otra persona

Hacer una lista de tres objetivos que quieras conseguir y dar un pequeño paso hacia su consecución

Escuchar un audiolibro

Poner orden en una esquina de tu dormitorio

Salir a hacer un recado

Hacer la colada para disfrutar la sensación de prendas cálidas recién salidas de la secadora

Probar una aplicación de biorretroalimentación (*biofeedback*)

Ir al supermercado y comprar una fruta o verdura que no conocías (¿sabes qué es un *kumquat*?)

Darse un baño caliente o una ducha fría

Recorrer las distintas partes del cuerpo con la mente en una posición relajada (exploración corporal)

Hacer la práctica «mindfulness de los cinco sentidos» (capítulo cuatro)

Identificar especies de flores, aves y mariposas al aire libre utilizando guías de campo

Botar una pelota de tenis contra una pared

Remojar los pies en un cubo de agua helada

Calmar los cinco sentidos

Escribir la historia de cómo se conocieron tus padres (¡pregúntales si no lo sabes!)

Buscar cursos para adultos, presenciales o en línea, que te parezcan interesantes y apuntarte a uno

Colorear figuras de un libro para colorear (*zentangles** o mandalas, por ejemplo)

Buscar información acerca de cinco lugares que te gustaría visitar

Pulir tus uñas o las de otra persona

Pensar en todos los tipos de perros, automóviles, programas de televisión, deportes o películas que se te ocurran

Hacer una lista con tu color, animal, estación del año, comida, programa de televisión, película, autor, deportista, libro, actor, etc., favoritos

Buscar tu receta favorita, anotar los ingredientes y prepararla

Hacer visualizaciones guiadas

Estirar los músculos uno por uno

Copiar las palabras de una canción, una cita o un poema que te hagan sentir bien y pegarlas en una pared de tu habitación o tu despacho

Inventar un baile

Aprender a tejer y hacer un sombrero para tu ahijado

Enumerar todas las cosas que estás esperando con ilusión esta semana, grandes o pequeñas

Invitar a amigos para jugar una partida de cartas

Pedirle a un niño (tu hijo, tu sobrino, un vecino, tu nieta...) que te cuente una historia y después escribir el final juntos

Hacer barritas de cereales caseras; las suficientes para poder compartirlas con toda la familia

---

* N. del T.: Los *zentangles* es un método de dibujo creado por María Thomas, experta en calígrafa, y Rick Roberts, instructor de yoga; el nombre surge de la unión de las palabras zen y tangle ('maraña, enredo'). Consiste en imágenes creadas al repetir patrones, con actitud meditativa.

Añade tus propias ideas a continuación:

_____

_____

_____

_____

Vigila las pantallas

Las pantallas pueden ser herramientas útiles para la gestión del dolor. Sin embargo, pasar demasiado tiempo frente a ellas puede ser perjudicial. Las pantallas nos mantienen sedentarios y quietos, lo cual nos impide desensibilizar eficazmente el sistema del dolor y puede contribuir a que contraigamos enfermedades crónicas y a que estas no nos abandonen. El cerebro necesita exponerse a estímulos de la vida real —estímulos como pueden ser personas, el movimiento, la actividad y la luz solar— para poder sanar.

Las pantallas también pueden afectar negativamente al sueño: la luz azul que emiten reduce la cantidad de *melatonina* (una hormona del sueño) que produce el cerebro. La consecuencia es que tardamos más en tener sueño, nos cuesta más dormirnos y el ciclo natural del sueño resulta perturbado. Además, las pantallas estimulan el cerebro; nos someten a una sobrecarga sensorial en un momento del día en el que deberíamos estar ayudando al cerebro a relajarse. Por último, las pantallas activan el sistema nervioso en lugar de aquietarlo, por lo que nos excitan en vez de calmarnos (consulta el capítulo siete).

Pasar grandes cantidades de tiempo con el teléfono inteligente también puede producirnos estrés, aunque lo utilicemos durante nuestro tiempo libre. Una cantidad de tiempo elevada con las pantallas y en las redes sociales está asociada con la depresión y la ansiedad, y puede afectar negativamente a la autoestima. La avalancha constante de noticias, publicaciones en redes sociales, correos electrónicos y otros estímulos digitales activa la respuesta de estrés del cuerpo, lo cual puede intensificar el dolor. Las redes sociales también pueden desencadenar la autocrítica y afectar negativamente al bienestar general.

De hecho, los estudios al respecto indican que usar menos las redes sociales puede reducir el estrés, la soledad y la depresión, lo cual, a su vez, puede bajar el volumen del dolor. Plantéate la posibilidad de llevar a cabo una «dieta de redes sociales» y eliminar temporalmente las aplicaciones durante unos días o descansar totalmente de tu teléfono durante veinticuatro horas (guárdalo en un lugar de difícil acceso). Obtén así un poco de alivio y dale un descanso a tu cerebro. Prueba este tipo de «dieta»; ¡podría gustarte más de lo que piensas!

Esto no significa que debas evitar totalmente las pantallas; hay películas, programas de televisión, libros electrónicos, blogs y videojuegos que pueden proporcionarte distracciones divertidas y útiles. Y las redes sociales pueden ser una herramienta vital para conectar con otras personas, fomentar el sentimiento de comunidad y obtener apoyo. Sencillamente, sé consciente del tiempo que pasas frente a las pantallas y de los inconvenientes que presentan. Intenta limitar el tiempo que pasas delante de pantallas a unas pocas horas al día y busca otras actividades no relacionadas con ellas que puedan bajar el volumen del dolor, como las que se encuentran en tu lista de distracciones.

¿Alguna vez las redes sociales o el uso de pantallas te han hecho sentir estresado, triste, excluido o solo? En caso afirmativo, ¿cuándo ocurrió?

_____

_____

_____

Anota dos maneras en que podrías reducir tu uso de las pantallas y las redes sociales esta semana:

1. _____

2. _____

Apacigua tus sentidos

Usaré el término *autoapaciguamiento* para hacer referencia al hecho de reconfortarse a uno mismo, cuidar de uno mismo y ser amable con uno mismo. Esto es muy importante cuando se tiene dolor crónico. El autoapaciguamiento puede apagar la falsa alarma que señala un peligro constante, informar al cerebro de que el resto del cuerpo está a salvo y bajar el volumen del dolor. Para utilizar esta técnica, piensa en la mejor manera de apaciguar cada uno de tus cinco sentidos (la vista, el oído, el gusto, el tacto y el olfato) y combina estas estrategias para elaborar un *plan de autoapaciguamiento* para los días difíciles.

Vista. Camina en la naturaleza, ya sea en un bosque, una playa o un parque cercano. Observa todo lo que hay a tu alrededor: el color de los árboles y el cielo, las formas de las nubes, la ubicación del sol... Pinta, dibuja, imprime imágenes de vistas al mar y cuélgalas en una pared de tu dormitorio o tu despacho. Recoge o compra un ramo de flores coloridas para tu habitación. Siéntate en un jardín y observa las mariposas; presta atención a su forma y a su estilo de vuelo. Mira tu película favorita. Conduce hasta un mirador y admira las vistas. Observa las estrellas.

¿Qué es lo que más te gusta mirar?

_____

_____

_____

Oído. Escucha música relajante y calmante o a tu músico favorito. Escucha sonidos de la naturaleza, como la lluvia, una cascada o el ronroneo de tu gato. Descarga la aplicación Rain Rain o una aplicación de ruido blanco. Escucha una orquesta y distingue los distintos instrumentos. Sintoniza una emisora de buena música o busca en YouTube un vídeo en el que toque un violonchelista profesional. Sal al exterior y escucha el viento en los árboles. Cuelga un carillón de viento.
¿Cuáles son tus sonidos favoritos?

_____

_____

_____

Olfato. Presta atención a todos los olores que te rodean. Enciende una vela aromática o incienso. Date una ducha con un jabón perfumado. Camina por el bosque e inhala los aromas de la naturaleza. Huele cada flor que te encuentres por el camino. Haz la cena e identifica cada aroma. Visita una tienda de cosmética y prueba todos los perfumes. Prueba la aromaterapia, sobre todo la lavanda y el eucalipto. ¡Hornea galletas!
¿Cuáles son los aromas que encuentras más relajantes?

_____

_____

_____

Gusto. Prepara una «comida reconfortante» o una de tus comidas favoritas y observa cómo los sabores te hacen sentir mejor. Come despacio, saboreando cada bocado. Presta atención a la temperatura y las texturas. Bebe una taza de té caliente con miel. Haz la sopa de pollo de tu abuela y sórbela despacio, sintiendo cómo te reconforta la garganta y el estómago. Mastica hielo o bebe un vaso de limonada fría. Mastica una uva fría y jugosa.

¿Qué es aquello que prefieres degustar?, ¿qué sabores te relajan?

_____

_____

_____

Tacto. Presta atención a las texturas, temperaturas y sensaciones. Date un baño de burbujas o sumérgete en un *jacuzzi* caliente. Frótate un cubito de hielo en el cuello. Acurrúcate con tu pareja, tu hijo, tu perro o tu gato y siente cómo te reconforta. Sostén la mano de alguien. Pide un abrazo. Revienta burbujas de plástico. Ponte tu pijama cómodo favorito o una sudadera extragrande. Ponte una almohadilla térmica en la zona que te duele. Tápate con mantas mullidas y prueba a hacerlo con una manta ponderada.*

¿Cuáles son las sensaciones que te proporcionan más alivio?

_____

_____

_____

Combina todas estas medidas para obtener un plan de autoapaciguamiento para los días difíciles. Un buen plan de autoapaciguamiento, como el de Juliana, incorpora los cinco sentidos para calmar al máximo tanto el cerebro como el resto del cuerpo.

---

* N. del T.: Una manta ponderada es una manta con peso adicional diseñada para proporcionar una presión suave y uniforme en el cuerpo. Se utiliza en terapias ocupacionales y entornos de atención médica para reducir la ansiedad y mejorar el sueño.

La historia de Juliana

Juliana estaba viviendo un día difícil y le dolía todo el cuerpo. Para reconfortarse, elaboró un plan en el que iban a participar sus cinco sentidos. Preparó agua caliente para darse un baño (tacto). Usó una bomba de baño, que es una bola efervescente que libera olor y burbujas, además de que tiñe el agua de rosa (olfato, vista). Recopiló revistas llenas de color, que contenían imágenes e historias que la distraerían (vista). Se sirvió un vaso alto de té helado porque le gustaba que el agua caliente que estaba en contacto con su piel contrastase con las sensaciones provocadas por una bebida fría (gusto, tacto). Puso en marcha su lista de reproducción favorita (oído). Mientras estuvo en el agua, Juliana prestó atención a sus sentidos y percibió cómo se apaciguaban. Durante toda la hora en que estuvo sumergida, se sintió relajada y en paz. Cuando salió, le dijo a su hermana que se sentía una mujer nueva.

Escribe aquí tu plan de autoapaciguamiento con participación de los cinco sentidos:

_____

_____

_____

_____

_____

_____

Programar actividades placenteras

Vivir con dolor o una enfermedad puede hacer que renuncies a cosas que te gustan, como tus aficiones y actividades favoritas. Pero esto solo te hace sentir peor, porque experimentas menos placer. ¡Cuando sientes dolor, es aún más importante que programes actividades que te aporten alegría! Cada minuto en el que realizas una actividad placentera es un minuto en el que estás menos estresado, triste y enfocado en el dolor. Además, las actividades placenteras pueden aumentar los niveles de neurotransmisores como la serotonina (que regula el estado de ánimo), las endorfinas (que son analgésicos naturales) y la dopamina (que regula las sensaciones de gratificación y placer). Estas sustancias neuroquímicas pueden mitigar la intensidad del dolor. ¿Qué actividades te brindan placer? (Subraya las que correspondan y añade otras).

Cocinar

Practicar kárate

Elaborar quesos

Jugar a los bolos

Cantar

Jugar al fútbol

Darse baños de espuma

Pescar

Jugar al *mahjong**

Dibujar

Pasar tiempo con los amigos

Diseñar ropa

Actuar en obras de teatro

Participar en bailes de salón

Jugar al tenis

Nadar

Jugar con el perro a lanzarle una pelota o un palo

Elaborar objetos de cerámica

Hornear pan

Tocar la batería

Ir de acampada

Ir a conciertos

Trabajar la madera

Montar a caballo

Jugar al ajedrez

_____

_____

---

* N. del T.: El *mahjong* es un juego de mesa de origen chino, aunque se juega con fichas, la dinámica es similar a un juego de cartas.

Integra actividades placenteras en tu vida diaria para asegurarte de hacer algo agradable todos los días. Es especialmente importante que lo hagas los días en los que experimentas dolor. Programa una actividad placentera para cada día de esta semana. Asegúrate de especificar la hora y el lugar (por ejemplo, «Lunes: ir caminando hasta el estanque de las tortugas a las nueve de la mañana»).

Lunes: _____

Martes: _____

Miércoles: _____

Jueves: _____

Viernes: _____

Sábado: _____

Domingo: _____

¿Qué puedes hacer para asegurarte de incorporar actividades placenteras en tu vida diaria? (Ejemplo: *Poner en mi agenda, como actividad inamovible, caminar hasta el estanque de las tortugas*).

_____

_____

Dos pasos hacia delante...

Cualquier persona con dolor crónico, y cualquier persona que se dedique a tratarlo, te dirá que el avance suele consistir en dar dos pasos hacia delante y un paso hacia atrás. El proceso de tratamiento del dolor crónico suele implicar algún progreso, seguido de una crisis de dolor, después de la cual vienen más trabajo y más avances, seguidos de otra recaída... La dinámica puede ser frustrante, exasperante y desalentadora. Pero es fundamental que no pierdas la esperanza. ¡Cuando se va la esperanza, también se va la motivación! Por esta razón, es importante que planifiques con antelación, a medida que avances en la lectura. Familiarízate con el proceso de avance-retroceso-avance, gestiona tus expectativas, anticipa contratiempos y prepárate. El hecho de sentirte preparado puede hacer que experimentes menos miedo y frustración. En el capítulo ocho elaborarás un plan para saber qué hacer exactamente en caso de recaída. Cuando llegues al final del libro, tu plan estará lleno de herramientas y estrategias útiles. Empieza a concebir ideas para tu plan ahora mismo, para poder afrontar el dolor con mayor confianza.

Indica una ocasión en tu vida en la que experimentaste el fenómeno de dos pasos hacia delante y un paso hacia atrás:

_____

_____

¿Qué hiciste para seguir adelante?

_____

_____

¿Qué te dirás a ti mismo cuando tengas una recaída para ayudarte a seguir adelante? (Ejemplo: *Una recaída no significa que mi plan de gestión del dolor no esté funcionando. ¡He sobrevivido a ochocientas crisis de dolor y puedo superar esta también!*).

_____

_____

Conclusión

El dolor y la enfermedad pueden hacer que permanezcas sedentario, estancado y afligido. Si bien es un comportamiento instintivo detener toda actividad, descansar y protegerse ante el dolor, la evitación y el retraimiento solo sensibilizan el cerebro y el resto del cuerpo, y el dolor crónico se intensifica. Una forma de contraatacar es trabajar hacia atrás, establecer metas y acometer una exposición regular y gradual para retomar progresivamente tus actividades físicas, sociales, laborales y recreativas, así como tus pasatiempos favoritos. También puedes reducir la intensidad del dolor distrayendo y apaciguando el cerebro y el cuerpo, que siempre permanecen conectados.

En el próximo capítulo encontrarás herramientas de la medicina mente-cuerpo, como estrategias de relajación, el mindfulness y la biorretroalimentación, que te ayudarán a controlar el dolor.

CAPÍTULO 4

La medicina mente-cuerpo

No hay forma de evitarlo: tu cerebro y el resto de tu cuerpo están conectados en todo momento. Las fuerzas biopsicosociales trabajan juntas para controlar el regulador del dolor, y suben y bajan el volumen. La *medicina mente-cuerpo* utiliza el poder del cerebro para alterar la química neuronal, apagar la alarma de peligro y tomar el control del dolor. Los estudios realizados muestran que estas estrategias (que incluyen la relajación, el mindfulness o atención plena, la biorretroalimentación o *biofeedback* y la visualización) pueden reducir la frecuencia e intensidad del dolor, aumentar el control sobre otros síntomas físicos, mitigar el estrés y las emociones negativas como la tristeza, y mejorar la calidad de vida. Las técnicas mente-cuerpo también pueden alterar funciones corporales importantes como la tensión muscular, la frecuencia cardíaca, la temperatura de la piel y el funcionamiento del sistema inmunitario. ¡Imagina el poder que tendrías si pudieras usar el cerebro para ayudar a curar todo tu cuerpo!

En este capítulo aprenderás diversas estrategias de la medicina mente-cuerpo, como la respiración diafragmática, la exploración corporal y el mindfulness de los cinco sentidos, para reprogramar tu sistema del dolor, facilitar sensaciones de seguridad y calma, y bajar el volumen del dolor. Si el grado de dolor no cambia de inmediato, no te preocupes; procura seguir practicando un poco todos los días. Cuanto más practiques las técnicas de control del dolor, más grande y fuerte se volverá la «vía de control del dolor» en tu cerebro. Cuanto más fuerte sea esta vía, mejor se te dará cambiar tu experiencia del dolor. Por lo tanto, aborda estas prácticas como si fuesen un remedio que tomas todos los días.

Estrategias de relajación

Las estrategias de relajación, que son fundamentales para los tratamientos respaldados por datos científicos como la terapia cognitivo-conductual (TCC) y la reducción del estrés basada en la atención plena (REBAP), afectan a la fisiología humana, es decir, a los procesos físicos y bioquímicos que subyacen a la salud, el dolor y la funcionalidad. Estas estrategias se pueden utilizar para reducir el estrés, la ansiedad, la tensión muscular y la presión arterial; para alterar la química del cerebro; para estimular la circulación sanguínea y, así, sanar con mayor rapidez; para reducir la frecuencia cardíaca; para cambiar los niveles de hormonas y neurotransmisores; para mejorar el sueño; para ayudarnos a sentir que controlamos más nuestro cuerpo, y para bajar el volumen del dolor. También pueden hacer que seamos más capaces de hacer frente al dolor, a los síntomas y a cualquier otro desafío que nos plantee la vida.

Prueba a practicar las estrategias de relajación cuando experimentes un dolor moderado o bajo en lugar de hacerlo cuando el dolor sea intenso. Es más fácil aprender nuevas habilidades si no se está angustiado. Una vez que las hayas dominado, podrás aplicarlas a las situaciones difíciles que más las requieran.

La respiración diafragmática

Las estrategias de relajación suelen comenzar con la respiración diafragmática, también conocida como *respiración abdominal*. El diafragma es un músculo situado justo debajo de las costillas que se contrae y se expande al respirar. La mayoría de nosotros tendemos a respirar con el pecho, sobre todo cuando estamos estresados o enfermos, o cuando sentimos dolor. Cuando respiramos con el pecho, lo hacemos de forma más superficial que cuando respiramos con el diafragma; la consecuencia es que nuestro cerebro recibe menos oxígeno y podemos sentirnos mareados o aturdidos. Además, nuestro sistema nervioso simpático (SNS) permanece activado, y ello hace que el sistema del dolor esté más sensible. Para comprobar si estás respirando con el pecho, pon una mano sobre la caja torácica y observa si se eleva cuando inhalas.

En cambio, en la respiración diafragmática, que es más relajada, trabajan el diafragma y los músculos del estómago. Cuando respiramos desde el abdomen, enseñamos a la respiración a volverse más lenta y profunda. La consecuencia es que aumenta el nivel de oxígeno en la sangre, mejora la circulación (lo cual facilita la curación), se reducen los niveles de las hormonas del estrés (como el cortisol y la adrenalina) y se desactiva el SNS con el fin de calmar el cuerpo; la respiración abdominal también contribuye a bajar el volumen del dolor.

A lo largo del día, examina qué tipo de respiración estás manifestando (estresante o relajada) y date cuenta cuando estés respirando de manera estresada y superficial. El momento en que adviertes que estás respirando con el pecho es el momento en que puedes cambiar tu respuesta fisiológica, desactivar la respuesta de estrés del SNS y bajar el volumen del dolor al pasar a respirar de una manera más lenta y profunda.

CÓMO PROCEDER

Reserva cinco minutos para esta actividad. Puedes descargar una grabación de este ejercicio (en inglés) en https://www.newharbinger. com/9781684036448/#nh-book-accessories («Belly Breathing») o pedirle a alguien que te lo lea.[*]

---

[*] N. del T.: Otra opción es leerlo tú mismo(a) con tu propia voz y grabarlo.

Sintoniza con tu cuerpo y tus emociones y puntúa:
Grado de dolor en una escala del 0 al 10
(0 = ninguno, 5 = moderado, 10 = intenso): _____

Grado de estrés o ansiedad en una escala del 0 al 10
(0 = ninguno, 5 = moderado, 10 = extremo): _____

Encuentra un lugar tranquilo en el que no vayan a interrumpirte. Apaga tus pantallas y aléjalas de ti. Pon una alarma para que suene dentro de cinco minutos. Siéntate o recuéstate en algún lugar confortable, como el sofá. No cruces los brazos ni las piernas y cierra los ojos. Pon una mano sobre el vientre y la otra sobre el pecho.

Recuérdate que en este momento no tienes ningún lugar adonde ir y nada más que hacer. Dite a ti mismo(a) que estás a salvo.

Imagina que tu atención es un foco de luz y puedes decidir hacia dónde dirigirla. Dirige el foco de la atención a tu respiración.

Haz una inhalación lenta y profunda.

Observa las sensaciones del aire en la nariz y al bajar hacia los pulmones. Exhala despacio.

En tu próxima inhalación, envía el aire hacia el abdomen.

Siente cómo el vientre se expande como si fuera un globo y percibe cómo se eleva la mano que tienes ahí.

Si la mano que tienes sobre el pecho se mueve cuando inhalas, envía el aire más abajo, hacia el abdomen.

Aguanta la respiración por un momento y percibe el abdomen lleno de aire. Siente la necesidad de exhalar.

Ahora, suelta el aire poco a poco. Mientras lo haces, deja caer los hombros y relaja la espalda. Percibe cómo se relajan los músculos del vientre. Observa cómo desciende la mano que tienes ahí a medida que el aire abandona tu cuerpo.

Haz otra inhalación. Pon toda la atención en la respiración. Deja que tu respiración sea lenta y que se dirija a la zona del vientre.

Con cada inhalación, envía el aire hasta el abdomen. Con cada exhalación, di mentalmente «relax» y visualiza que toda la tensión se va de tu cuerpo.

Sigue así hasta que suene la alarma. Si tu mente divaga, vuelve a dirigir el foco de la atención a la respiración, con suavidad.

Vuelve a sintonizar con tu cuerpo y tus emociones, y puntúa y reflexiona:

Nuevo grado de estrés o ansiedad en una escala del 0 al 10
(0 = ninguno, 5 = moderado, 10 = extremo): _____

Nuevo grado de dolor en una escala del 0 al 10
(0 = ninguno, 5 = moderado, 10 = intenso): _____

¿Qué has observado en tu cuerpo? ¿Y en cuanto a tus emociones?

_____

_____

_____

Planifica realizar esta actividad a una hora establecida cada día esta semana. (Ejemplo: *Por las mañanas a las siete*).

_____

¿Qué harás para acordarte de practicar? (Ejemplo: *Dejaré una nota en la mesa del desayuno*).

_____

La exploración corporal

En tu cerebro existe un mapa de todo tu cuerpo, llamado *homúnculo*. Este mapa neurológico contiene información sensorial y motora sobre tu cuerpo. Por ejemplo, si llevas la atención al pie izquierdo y percibes determinadas *sensaciones* ahí y adviertes lo que está haciendo este miembro (sus *movimientos*), estarás activando tu homúnculo.

La *exploración corporal* es una técnica que utiliza este mapa cerebral junto con la atención plena, la relajación y la conciencia *somática* (del cuerpo) para cambiar la experiencia del dolor. Puede ayudarte a manejar la atención y a sintonizar con la tensión muscular y el estrés, y te brinda la oportunidad de observar el cuerpo desde dentro. A medida que recorras el cuerpo, es posible que experimentes sensaciones intensas, sutiles o incluso nada en absoluto. También puede ser que descubras zonas tensas y agarrotadas. Si puedes dejar que la tensión se vaya y que los músculos se relajen, hazlo. Si no puedes hacerlo, no pasa nada; no es necesario que te esfuerces por obtener ningún resultado en particular. También puedes encontrarte con que tu mente quiere pensar, preocuparse y planificar. Este comportamiento de la mente es normal. Solo tienes que dejar que todos los pensamientos y sensaciones estén ahí y observar cómo los experimentas, cómo cambian y qué emociones traen consigo.

CÓMO PROCEDER

Reserva entre diez y quince minutos para esta actividad. Puedes descargar una grabación de este ejercicio (en inglés) en https://www.newharbinger.com/9781684036448/#nh-book-accessories («Body Scan») o pedirle a alguien que te lo lea.*

Sintoniza con tu cuerpo y tus emociones y puntúa:
Grado de dolor en una escala del 0 al 10
(0 = ninguno, 5 = moderado, 10 = intenso): _____

Grado de estrés o ansiedad en una escala del 0 al 10
(0 = ninguno, 5 = moderado, 10 = extremo): _____

---

* N. del T.: Otra opción es leerlo tú mismo(a) con tu propia voz y grabarlo.

Encuentra un lugar tranquilo en el que no vayan a interrumpirte. Apaga tus pantallas y aléjalas de ti. Túmbate en algún lugar confortable, como el sofá o el suelo. Tápate con una manta para no coger frío. No cruces los brazos ni las piernas y cierra los ojos.

Pon una mano sobre el vientre y la otra sobre el pecho.

Haz una respiración lenta y profunda desde el abdomen.

Dirige el foco de la atención al aire mientras pasa por la nariz.

Observa si el aire es cálido o fresco y cómo produce un cosquilleo en tus fosas nasales.

En la próxima inhalación, siente el recorrido del aire hasta el abdomen. Siente cómo el vientre se expande como si fuera un globo y percibe cómo se eleva la mano que tienes ahí. Aguanta la respiración por un momento. Cuando exhales, suelta el aire poco a poco. Siente el aire en la nariz mientras exhalas y observa si es cálido o fresco. Deja que todas tus respiraciones sean abdominales.

Ahora, dirige la atención a los pies. Siente su contacto con el calzado y los calcetines. Siente los talones apoyados en el sofá o en el suelo. Observa si tienes los pies más o menos calientes o fríos. Si tus pies están experimentando alguna tensión, intenta soltarla. Si no puedes hacerlo, deja que las sensaciones estén ahí.

Siente los tobillos, las espinillas y los músculos de las pantorrillas. Siente la parte posterior de las pantorrillas en contacto con el sofá o el suelo. Siente el contacto de los pantalones con la piel. Observa si las espinillas están más o menos calientes o frías. Si experimentas alguna tensión en la parte inferior de las piernas, intenta soltarla. Si no puedes hacerlo, deja que las sensaciones estén ahí.

Siente los muslos en su totalidad y el contacto de los pantalones con la piel en esta zona. Percibe el contacto de la parte posterior de los muslos con el sofá o el suelo y si estos están calientes o fríos. Si experimentas cualquier tensión en esta zona, intenta soltarla. Siente cómo tus piernas pesan..., se aflojan... y se relajan. Imagina que se están derritiendo en el sofá o en el suelo.

Siente las caderas y el abdomen. Percibe la mano descansando sobre el vientre y date cuenta del calor presente en esta zona. Siente cómo el vientre se llena de aire cuando inhalas... y cómo esos músculos se relajan, mientras sueltas el aire poco a poco. Siente el estómago y observa si tienes hambre o estás lleno(a). ¿Hace algún ruido tu tripa? Limítate a observar, sin emitir juicios. Si el estómago o los intestinos albergan alguna tensión, intenta soltarla. Deja que el estómago y los intestinos se relajen totalmente.

Siente el pecho, el corazón y los pulmones. Percibe el pulso mientras el corazón bombea sangre por todo el cuerpo. Siente la mano, cálida, sobre el pecho. Observa cómo los pulmones se expanden cuando inhalas... y cómo se relajan cuando exhalas. Si el pecho, el corazón o los pulmones albergan alguna tensión, intenta soltarla.

Dirige la atención hacia los hombros. Deja que desciendan, como si la gravedad los estuviera hundiendo. Siente los brazos, a la vez que percibes el grado de calidez de la piel en la zona. Siente el contacto de la camisa con la piel. Deja que la relajación fluya desde la parte superior de los hombros... Pasa por los codos, los antebrazos, las muñecas y las manos, hasta llegar a las palmas y las yemas de los dedos. Siente las manos, cálidas, en contacto con el pecho y el vientre. Si hay alguna tensión en los hombros, los brazos, las manos o los dedos, deja que se vaya. Siente cómo los brazos pesan..., se aflojan... y se relajan.

Siente la espalda. Percibe el sofá contra la espalda y advierte cómo te sostiene y te proporciona apoyo. Siente la parte alta de la espalda, la parte media y la parte inferior. Percibe el contacto de la camisa con la piel. Percibe si la espalda está más o menos caliente o fría. Si hay alguna tensión en la parte alta de la espalda, la parte media o la parte inferior, intenta soltarla. Observa todos los pensamientos, emociones y sensaciones que pueda haber o que puedan presentarse.

Dirige la atención al cuello y a la parte posterior de la cabeza. Siente cómo el sofá o el suelo te sostiene la cabeza y advierte la zona de esta que permanece en contacto con la almohada. Siente el cabello en la nuca y en el cuero cabelludo. Observa el grado de calidez o frescor que experimentas en el cuello y la cabeza. Si hay alguna tensión en el cuello, suéltala. Siente las sienes y deshazte de cualquier tensión. El cuello y la cabeza se vuelven pesados... y se relajan.

Dirige la atención a los músculos de la cara. Observa tu expresión facial. Siente la frente, las sienes y las cejas. Siente los ojos detrás de los párpados. Percibe las mejillas y los músculos de la mandíbula, y deja que esta se afloje y permanezca abierta mientras te relajas. Siente la boca y la lengua. Si hay alguna tensión en cualquier parte de tu rostro, deja que se vaya. Permite que todos los músculos de la zona estén relajados, sueltos y libres de tensiones.

Dirige la atención a los oídos y percibe todo lo que puedas oír. Tómate un momento para escuchar. Haz una lista mental de todos los sonidos que estás oyendo, sin juzgarlos. Si empiezas a pensar en otras cosas, vuelve a llevar la atención a los oídos, sin criticarte.

Ahora realiza un escaneo completo de tu cuerpo. Comienza por la parte superior de la cabeza y baja por el cuello, el pecho y la espalda, y sigue con los hombros y los brazos; continúa por el abdomen y las caderas, y después los muslos, las rodillas y la parte inferior de las piernas, hasta llegar a los dedos de los pies. Siente tu cuerpo como un todo y observa todas las sensaciones, todos los pensamientos y todas las emociones. Nota lo relajado y tranquilo que te sientes. Este es tu lugar seguro. Lo llevas dentro de ti y puedes regresar a él siempre que quieras.

Ahora, con los ojos aún cerrados, imagina la habitación en la que te encuentras. Visualiza las paredes y los muebles. Mueve los dedos de las manos y los pies, y cuando estés listo(a), abre los ojos, poco a poco.

Vuelve a sintonizar con tu cuerpo y tus emociones, y puntúa y reflexiona:

Nuevo grado de estrés o ansiedad en una escala del 0 al 10
(0 = ninguno, 5 = moderado, 10 = extremo): _____

Nuevo grado de dolor en una escala del 0 al 10
(0 = ninguno, 5 = moderado, 10 = intenso): _____

¿Qué has advertido tanto en el plano físico como en el emocional? ¿Ha habido alguna sensación que te haya sorprendido? ¿En qué partes has encontrado tensión?

_____

_____

_____

Determina una hora y un lugar en los que realizar esta actividad una vez al día. (Ejemplo: *En el despacho a las cuatro de la tarde*).

_____

_____

La relajación de bolsillo

Ahora que sabes cómo relajar la mente y el cuerpo, aquí tienes una relajación «de bolsillo» de un minuto, para llevarla contigo adondequiera que vayas. «Llévala en el bolsillo» para usarla en el trabajo, en el hospital, en el supermercado, cuando estés atrapado en el tráfico o en cualquier momento en que tengas una crisis de dolor. Nadie tiene por qué saber que estás realizando una práctica. Esta técnica puede ayudarte a controlar el estrés, el dolor y la tensión antes de que se vuelvan demasiado intensos, y solo requerirá un minuto de tu tiempo.

CÓMO PROCEDER

Encuentra un lugar en el que puedas estar un momento a solas o quédate donde estás. Cierra los ojos si te sientes cómodo haciéndolo y pon una mano sobre el vientre. Haz una inhalación profunda, desde ahí. Contén el aliento unos segundos y siente los efectos en el cuerpo. Ahora exhala poco a poco y di «relax» para tus adentros. Deja que todo tu cuerpo se relaje. Empieza llevando la atención a la parte superior de la cabeza y ve bajando por la cara..., el cuello y los hombros..., los brazos..., las manos..., la parte alta y la parte baja de la espalda..., la zona del pecho..., el vientre..., las caderas y los muslos..., las rodillas..., las pantorrillas..., hasta llegar a los dedos de los pies. Deja que el cuerpo se relaje, se vuelva pesado y se afloje, como si fuera un fideo húmedo. Imagina que el estrés y el dolor salen de tu cuerpo como si fuesen un líquido que fluye desde los pies hacia el suelo. Mantén esta sensación de relajación y cuenta hasta veinte, despacio. A continuación, abre los ojos, poco a poco. ¡Recuerda que cuanto más uses esta técnica más la dominarás! Haz este ejercicio varias veces al día y observa cómo te sientes.

La historia de Jay

Jay dirige una empresa a la que le va bien. Pero hace años que experimenta un dolor de espalda terrible, y muchas veces se encuentra con que el dolor se recrudece cuando está en el trabajo. Cuando le pasa esto, va a la sala de descanso, se tumba en la mesa, cierra los ojos y explora todo su cuerpo mentalmente, de la cabeza a los pies. Relaja cada músculo tenso, prestando especial atención a la espalda. Va soltando el estrés acumulado, poco a poco, de vértebra en vértebra. Imagina que el estrés y la tensión son como tinta negra que abandona su cuerpo, baja por las patas de la mesa y se hunde en el suelo. Esto le ayuda a relajarse y a sentir que controla más el dolor y puede llegar al final de la jornada laboral.

Escribe tus ideas en cuanto a cuándo podrías usar esta relajación de bolsillo. (Ejemplos: *En el partido de* hockey *de mi hijo, en la sala de espera del médico, antes de acostarme*).

1. _____

2. _____

3. _____

La relajación muscular progresiva

La tensión muscular es habitual cuando tenemos dolor, porque el cuerpo normalmente se tensa, se contrae y adopta una postura de defensa en respuesta a los estímulos dolorosos. Aunque esta pueda parecer una forma adecuada de «prepararse» para hacer frente al dolor, los estudios al respecto muestran que la tensión y la actitud defensiva agravan el dolor. El estrés diario, la frustración y la ira también pueden incrementar la tensión muscular y el dolor. La *relajación muscular progresiva* (RMP) nos ayuda a cultivar la conciencia corporal para poder detectar y soltar el estrés y la tensión antes de que desencadenen o empeoren el dolor. Mientras hagas este ejercicio, sé compasivo con las partes del cuerpo que te duelen; puedes saltártelas si lo estimas oportuno.

CÓMO PROCEDER

Reserva entre diez y quince minutos para esta actividad. Puedes descargar una grabación de este ejercicio (en inglés) en https://www.newharbinger.com/9781684036448/#nh-book-accessories («Progressive Muscle Relaxation») o pedirle a alguien que te lo lea.*

Sintoniza con tu cuerpo y tus emociones y puntúa:
Grado de dolor en una escala del 0 al 10
(0 = ninguno, 5 = moderado, 10 = intenso): _____

Grado de estrés o ansiedad en una escala del 0 al 10
(0 = ninguno, 5 = moderado, 10 = extremo): _____

Encuentra un lugar tranquilo en el que no vayan a interrumpirte. Apaga tus pantallas y aléjalas de ti. Siéntate en algún lugar confortable, como el sofá.
En el transcurso de este ejercicio, tensarás y relajarás varios grupos musculares uno por uno, prestando especial atención a la diferencia entre cómo sientes los músculos cuando están tensos y contraídos, y cómo los sientes cuando están sueltos y relajados.
Empieza por los pies. Flexiona los dedos hacia arriba, como si estuvieras apuntando al cielo; a la vez, presiona los talones contra el suelo. Permanece atento(a) a la tensión que sientes en los músculos de los pies y cuenta hasta diez.

---

* N. del T.: Otra opción es leerlo tú mismo(a) con tu propia voz y grabarlo.

Seguidamente, suelta esta tensión y deja que estos músculos se relajen. Observa cómo fluyen la relajación y el calor en la zona.

Vamos subiendo. Ahora, dirige la atención a los músculos de las pantorrillas. Contráelos levantando los talones del suelo mientras presionas los dedos de los pies contra el suelo. Siente la tensión en las pantorrillas y permanece así durante diez segundos. Presiona más fuerte contra el suelo para aumentar la tensión. Cuando llegues a diez, deja caer los talones y suelta la tensión. Observa cómo fluyen el calor y la relajación a las pantorrillas.

Dirige la atención a las rodillas y los muslos. Extiende las piernas y tensa los músculos de los muslos. Aprieta los músculos de los muslos y de las rodillas a la vez, con fuerza. Mantén esta tensión y continúa apretando mientras cuentas hasta diez. Seguidamente, exhala y suelta toda la tensión en esta zona. Siente los muslos; están cálidos y relajados.

Dirige la atención a los músculos del abdomen. Tensa el abdomen con un movimiento de succión y aprieta los músculos. Aprieta más fuerte y luego aún más fuerte. Mantén esta tensión mientras cuentas hasta diez y seguidamente relaja y suelta los músculos. Siente cómo el calor y la relajación se extienden por toda la zona abdominal.

Dirige la atención a los hombros. Levántalos como si quisieras tocar las orejas con ellos. Mantenlos tensos mientras cuentas hasta diez; elévalos mucho y después aún más. Ahora, suelta los músculos; deja que los hombros caigan y se relajen. Siente cómo la gravedad los atrae hacia abajo y observa cómo la relajación fluye por ellos.

Tensa los bíceps haciendo un puño con cada mano y acercando los puños a los hombros, a la vez que aprietas los bíceps. Cuenta hasta diez mientras aprietas cada vez más fuerte. Seguidamente, relaja los bíceps y deja que los brazos caigan a los costados. Siente cómo la sangre fluye por los brazos hacia las manos a medida que tus músculos se relajan.

Ahora, cierra cada mano en un puño y apriétalas con firmeza durante diez segundos. Concéntrate en las sensaciones que experimentas en las manos y advierte lo tensos que están los músculos. A continuación, relaja los músculos y deja que las manos cuelguen laxas y sueltas. Observa la sensación de calidez y relajación que experimentan.

Dirige la atención más arriba, al cuello y el rostro. Tensa los músculos faciales apretando los dientes y tensando los músculos de la mandíbula, arrugando la nariz y apretando los músculos que rodean los ojos, que están cerrados. Levanta las cejas y tensa los músculos de la frente. Tensa todos los músculos de la cara y sigue así mientras cuentas hasta diez. A continuación, suelta todos los músculos faciales y deja que la mandíbula cuelgue abierta. Percibe la diferencia. Ahora, recorre mentalmente todo el cuerpo. Siente cómo la relajación fluye desde la parte superior de la cabeza hacia la cara, el cuello y los hombros; baja por los brazos y las manos y llega al pecho y al vientre; pasa por las caderas y llega a los muslos y las rodillas, a las pantorrillas y las espinillas; pasa por los tobillos y llega a los pies. Advierte lo pesado, quieto y relajado que se siente tu cuerpo; deja que la sensación de relajación lo recorra en su totalidad. Recuérdate que puedes regresar a este espacio seguro y relajado siempre que quieras.

Vuelve a sintonizar con tu cuerpo y tus emociones, y puntúa y reflexiona:
Nuevo grado de estrés o ansiedad en una escala del 0 al 10
(0 = ninguno, 5 = moderado, 10 = extremo): _____

Nuevo grado de dolor en una escala del 0 al 10
(0 = ninguno, 5 = moderado, 10 = intenso): _____

Determina una hora en la que hacer este ejercicio esta semana. (Ejemplo: *El viernes a las cuatro de la tarde*).

_____

_____

¿Qué harás para acordarte de practicar la RMP esta semana? (Ejemplo: *Programaré la alarma de mi teléfono*).

_____

_____

Mindfulness o atención plena

Las técnicas de mindfulness o atención plena forman parte integral de muchos tratamientos para el dolor crónico y están fuertemente respaldadas por estudios. El mindfulness, o atención plena, es la cualidad o el estado de estar presente, sintonizado y consciente de uno mismo, permitiendo que la propia experiencia, sea cual sea, se desarrolle sin ningún juicio ni crítica. La atención plena pone el acento en advertir las cosas tal como son, sin tratar de alejarlas o cambiarlas. Es el estado que surge cuando dejamos de forzarnos a sentirnos o no sentirnos de cierta manera; cuando dejamos de intentar eliminar o combatir el dolor y, en lugar de ello, permitimos que todas las sensaciones estén ahí, sin más. Querer librarnos del dolor es algo natural y normal, pero no siempre es posible. A veces, lo mejor que podemos hacer es abandonar la batalla y aprender a coexistir con él. El mindfulness nos puede ayudar con esta difícil tarea.

Cuando gozamos de atención plena, usamos el «músculo de la atención» del cerebro para enfocarnos en lo que está sucediendo en nuestro interior y en nuestro entorno en el momento presente sin juzgar nada como «bueno» o «malo». Puede ser que nos cueste hacer esto, porque la mente tiene la tendencia natural de dar vueltas al pasado: «¡No debería haber hecho eso!» o «¿Por qué dije eso?; ¡menuda estupidez!». Al acostarnos al final de un largo día, es natural que examinemos ciertos sucesos, que reconozcamos errores y nos arrepintamos de algún comportamiento. Pero el hecho de enfocarnos en el pasado puede ser estresante, porque lo que ha sucedido ya ha ocurrido, y no podemos hacer mucho al respecto.

La mente también tiende a proyectarse hacia el futuro: «¿Qué me va a pasar?», «¿Y si nunca me pongo mejor?», «¿Y si las cosas em peoran?». Pensar obsesivamente en el futuro genera ansiedad, porque no podemos predecirlo o controlarlo, por más que lo intentemos. Este estrés no hace otra cosa que subir el volumen del dolor, por lo que este empeora aún más.

El mindfulness es el músculo que usamos para retirar la atención del pasado (lo que está detrás de nosotros) y del futuro (lo que está frente a nosotros) y traerla de vuelta al momento presente. *Justo aquí.* Porque lo más probable es que puedas gestionar el «justo aquí». Aquí estás, sentado en una silla, leyendo este libro, y puedes lidiar con este momento.

El mindfulness también puede cambiar las respuestas poco útiles a las situaciones y eventos desencadenantes al introducir una pausa entre el desencadenante y la respuesta, gracias a lo cual tenemos la oportunidad de elegir intencionadamente otro tipo de respuestas, más efectivas. Esto incluye modificar ciertas respuestas instintivas al dolor, como tensarnos, protegernos, ponernos en guardia u oponernos a la experiencia.

La atención plena cambia la respuesta al dolor

	Patrón viejo	Patrón nuevo
Desencadenante	Dolor en la pierna	Dolor en la pierna
¿Atención plena?	No	Sí
Respuesta	Contraer los músculos de la pierna, tensarse contra el dolor, enfadarse y frustrarse.	Hacer una pausa, respirar, masajear la pierna, dejar que los músculos de la pierna se relajen, dejar de oponerse al dolor.

Un enfoque basado en el mindfulness para la gestión del dolor es la *reducción del estrés basada en la atención plena* (REBAP), una intervención para el dolor crónico, que cuenta con respaldo científico, que integra estrategias de mindfulness y relajación para calmar la mente, relajar el cuerpo, cambiar la activación cerebral y bajar el volumen del dolor. Además de llevarnos a investigar el dolor y las tensiones presentes en el cuerpo, la REBAP nos permite trabajar con las emociones incómodas que surgen de forma natural con el dolor crónico; las reconocemos, las aceptamos y dejamos que estén ahí, en lugar de resistirnos a ellas o juzgarlas. Esta actitud puede ayudarnos a ser más capaces de estar con el dolor momento a momento.

La neurobiología del mindfulness

El mindfulness es algo que *hacemos* y que afecta a lo que pensamos y lo que sentimos. La práctica regular de la atención plena puede reducir la angustia y la incapacidad, mejorar la concentración y el sueño, mejorar la calidad de vida, aumentar la capacidad de gestionar el dolor y hacerle frente, y disminuir la intensidad y la frecuencia de las crisis de dolor.

¿Cómo puede tener un impacto en el dolor la atención plena? La neurociencia nos proporciona algunas respuestas. Además de inducir cambios fisiológicos en el cuerpo (como rebajar la tensión muscular, reducir la presión arterial y ralentizar la frecuencia cardíaca), la atención plena también cambia el cerebro. Los estudios al respecto indican que el mindfulness puede reducir la actividad relacionada con el dolor en la corteza prefrontal, una región del cerebro implicada en la regulación del dolor. El mindfulness puede asimismo provocar cambios al incrementar la actividad en la corteza cingulada anterior y la ínsula anterior, regiones del cerebro implicadas en los componentes emocionales y cognitivos del dolor. Debido a que el cerebro es plástico (es flexible y está cambiando constantemente), el «músculo del mindfulness» de este órgano se vuelve más grande y más fuerte cuanto más se utiliza.

La atención plena no proporciona una cura mágica, pero algunas personas con dolor crónico dicen haber obtenido unos resultados destacables. Veamos la experiencia de Arun:

La historia de Arun

Arun había vencido el cáncer dos veces. La enfermedad y el tratamiento le habían resultado agotadores tanto en el aspecto físico como en el emocional, y le preocupaba la posibilidad de tener una recaída. Cuando llevaba dos años mejorando, un día regresó a casa después de un partido de baloncesto con un dolor agudo que iba desde la parte baja de la espalda hasta los pies. El médico encargó una resonancia magnética y le diagnosticó una enfermedad degenerativa del disco. A lo largo de los tres años siguientes, Arun probó muchas intervenciones, como fisioterapia, masajes y fármacos. Nada fue efectivo. El dolor empeoró; se extendió a las piernas, el cuello y los hombros. Se agravó tanto que Arun se recluyó en la cama; a partir de ese momento, rechazó todas las invitaciones y actividades, y cayó en una profunda depresión. Su traumatólogo sugirió una intervención quirúrgica, pero después de sobrevivir al cáncer, Arun no quería someterse a más operaciones. Entonces decidió asumir la responsabilidad directamente. Leyó todo lo que pudo sobre el dolor y encontró estudios sobre el mindfulness. Su reacción inicial fue de escepticismo, pero sintió que no tenía nada que perder. En el curso de las meditaciones y las exploraciones corporales, el dolor comenzó a volverse más difuso y a cambiar. A medida que el dolor se fue reduciendo, fue identificando los factores desencadenantes: un trabajo estresante, el perfeccionismo y el trauma que supuso para él el diagnóstico de cáncer (trauma que no había procesado). Se comprometió a practicar con regularidad, se inscribió en retiros de mindfulness, cambió de trabajo, redujo el estrés y comenzó a gestionar el dolor de una manera efectiva. Retomó el baloncesto, el trabajo y las actividades sociales, y comenzó a vivir su vida. El dolor dejó de tener el control y aprendió a coexistir con él.

¿Listo para practicar?

La práctica del mindfulness suele implicar estos pasos:

1. Ve hacia tu interior, aquiétate y céntrate. Dirige la atención hacia la respiración y el cuerpo.

2. Cuando tu atención se disperse, date cuenta. Menciona para tus adentros lo que está haciendo tu mente, sin juzgarte ni criticarte (pensar, planificar, soñar despierto, preocuparse...).

3. Sin regañarte, vuelve a dirigir la atención a la respiración, el cuerpo y el momento presente.

Muchas veces, lo realmente difícil no es aprender mindfulness, sino reservar tiempo para practicarlo. En este capítulo aprenderás varias técnicas de mindfulness y descubrirás cómo puedes integrar estas estrategias en la vida diaria.

Observar la respiración

Una forma efectiva de invitar a la mente al momento presente es centrarse en la respiración. Tu respiración siempre está contigo. Es constante y relajante, como las olas del mar. El hecho de enfocarte en la respiración llevará tu atención a tu cuerpo y, así, podrás estar en el aquí y ahora.

CÓMO PROCEDER
Reserva cinco minutos para esta actividad.

Antes de empezar, sintoniza con tu cuerpo y tus emociones y anota lo que se indica a continuación:
Grado de dolor en una escala del 0 al 10
(0 = ninguno, 5 = moderado, 10 = intenso): _____

Grado de estrés o ansiedad en una escala del 0 al 10
(0 = ninguno, 5 = moderado, 10 = extremo): _____

Esta semana, ¿qué situaciones o sucesos han activado tu dolor, te han generado estrés o te han afectado emocionalmente?

_____

¿Qué emociones estás experimentando en este momento?

_____

_____

Encuentra un lugar tranquilo en el que no vayan a interrumpirte. Apaga tus pantallas y aléjalas de ti. Siéntate o recuéstate en algún lugar confortable, como el sofá. No cruces los brazos ni las piernas y cierra los ojos.

Imagina que tu atención es un foco de luz y puedes decidir hacia dónde dirigirla.

Dirige el foco de la atención a la respiración; sé consciente de cómo entra el aire por las fosas nasales.

Observa esta inhalación con curiosidad, como si nunca antes hubieras advertido el contacto con el aire.

Sin emitir ningún juicio, siente el cosquilleo del aire en el interior de la nariz.

Observa si el aire es cálido o fresco.

En la próxima inhalación, nota cómo el aire viaja hacia abajo, hasta los pulmones.

Siente cómo los pulmones se expanden a medida que el aire entra en tu cuerpo.

Observa cómo se levanta el pecho.

Aguanta la respiración un momento y percibe qué sensaciones experimentas.

Nota las ganas de soltar el aire.

Ahora exhala suavemente, sintiendo cómo los pulmones se relajan y el pecho desciende a medida que el aire abandona tu cuerpo.

Escucha el sonido de la exhalación.

Percibe cómo los músculos de tu cuerpo se relajan mientras exhalas.

Siente el aire en la nariz; advierte el cosquilleo que produce en el interior de las fosas nasales.

Observa si este aire es cálido o fresco.

No es necesario que hagas o cambies nada; solo observa las sensaciones que experimentas en el cuerpo mientras respiras.

Ahora, dirige el foco de la atención a los oídos.

Observa, en este momento de calma, qué sonidos puedes oír. Intenta no juzgar los sonidos como buenos o malos; solo obsérvalos y menciónalos para tus adentros, como un meteorólogo que informase sobre el tiempo.
Si la mente comienza a divagar, no pasa nada. Cuando te des cuenta, vuelve a dirigir el foco de la atención a la respiración.

Si ha habido pensamientos que se han entrometido o si tu mente ha divagado, está bien; la tarea de la mente es pensar. Todo lo que tienes que hacer es advertirlo cuando la atención se haya desviado y traerla de vuelta a la respiración, sin criticarte. Si te cuesta concentrarte durante estas prácticas, prueba a comentar para tus adentros, constantemente, todo lo que percibes mientras estás sentado: «Siento los pies en el suelo, siento las piernas en contacto con la silla, siento el aire en los pulmones, oigo el sonido de mi exhalación». Esto te ayudará a conectarte con el momento presente.

Vuelve a sintonizar con tu cuerpo y tus emociones y anota lo que se indica a continuación:
Nuevo grado de estrés o ansiedad en una escala del 0 al 10
(0 = ninguno, 5 = moderado, 10 = extremo): _____

Nuevo grado de dolor en una escala del 0 al 10
(0 = ninguno, 5 = moderado, 10 = intenso): _____

¿Qué has advertido tanto en el plano físico como en el emocional?

_____

_____

_____

Determina una hora y un lugar, en casa y en el trabajo, en los que puedas realizar una práctica de mindfulness. (Ejemplo: *En el trabajo puedo practicar frente a mi escritorio a la hora de la comida; en casa puedo practicar en la sala de estar cada noche a las nueve*).

En casa: _____

_____

En el trabajo: _____

_____

Determina una hora y un lugar para hacer este ejercicio esta semana. (Ejemplo: *A las siete de la mañana en el sofá antes de desayunar*).

_____

¿Qué harás para acordarte de utilizar esta herramienta esta semana? (Ejemplo: *Programaré la alarma de mi teléfono*).

_____

El mindfulness del cambio

Un aspecto importante del mindfulness, sobre todo el que tiene por objeto aliviar el dolor crónico, es que nos permitamos estar presentes con las sensaciones corporales y las emociones sin rechazarlas ni juzgarlas como terribles, aunque el instinto nos induzca a hacer lo contrario. Esta práctica puede llevarte a tolerar mejor las sensaciones y emociones difíciles, y a experimentar el dolor de una manera diferente: puedes volverte más consciente de la naturaleza cambiante del dolor, transformar tu relación con él y permitirte estar con él de una manera nueva. En lugar de odiar, detestar y querer eliminar el dolor, esta práctica puede permitirte observarlo de una manera más objetiva, como un meteorólogo que informa sobre el tiempo. Algunas personas dicen que al tomar distancia pueden observar sensaciones que no habían advertido antes: el color, el tamaño y la forma de su dolor; la manera en que el dolor se desplaza, se transforma y cambia mientras están sentadas con él, y el modo en que el dolor se intensifica y se suaviza. Además, el hecho de reducir la cantidad de tiempo que pasas luchando con el dolor, sin éxito, puede mitigar tu pesadumbre y tu sufrimiento.

La historia de Cathy

Después de lesionarse corriendo, Cathy desarrolló el síndrome de dolor regional complejo (SDRC) en la pierna derecha. Después de innumerables citas con profesionales de la salud y de procedimientos que no lograron curar su dolor, se apuntó a una clase de REBAP. Cathy se dio cuenta de que el hecho de luchar constantemente contra su dolor para intentar vencerlo y destruirlo le causaba ira, frustración y sufrimiento. Con la práctica regular y diaria de la atención plena, aprendió a tolerar mejor el dolor: se sentaba con él, caminaba con él, se iba a dormir con él; incluso lo abrazaba. Describió su nueva relación con el dolor como «pasear a un perro sujetándolo con la correa». Al igual que un cachorro, su dolor requería ciertos cuidados y una labor de gestión, pero aceptó que formaba parte de su vida y que probablemente iba a estar con ella un tiempo. Se dio cuenta de que en el momento en que dejaba de luchar contra el dolor y resistirse a él, comenzaba a ser más tolerable.

Utiliza la práctica de mindfulness que se detalla a continuación para explorar el ámbito interno. Observarás en silencio el interior de tu cuerpo sin hacer nada, luchar contra nada ni pretender cambiar nada. Mirarás los pensamientos, las emociones y las sensaciones físicas como si estuvieras viendo pasar nubes por el cielo.

CÓMO PROCEDER
Reserva cinco minutos para esta actividad. Puedes descargar una grabación de este ejercicio (en inglés) en https://www.newharbinger.

com/9781684036448/#nh-book-accessories («Mindfulness of Change») o pedirle a alguien que te lo lea.*

Encuentra un lugar tranquilo en el que no vayan a interrumpirte. Apaga tus pantallas y aléjalas de ti. Túmbate en algún lugar confortable, como el sofá. No cruces los brazos ni las piernas y cierra los ojos.
Dirige el foco de la atención a la respiración.
Recuérdate que en este apacible momento no tienes que estar en ningún lugar y no tienes nada más que hacer.
Recuérdate que estás a salvo.
Haz una inhalación lenta y profunda.
Observa las sensaciones del aire en la nariz. Percibe si es cálido o fresco y qué sensaciones te produce al bajar hasta el vientre.
Mientras inhalas, siente cómo tu vientre se expande como si fuera un globo. Aguanta la respiración un momento y percibe el abdomen lleno de aire. Siente la necesidad de exhalar.
Ahora, suelta el aire. Mientras lo haces, percibe cómo los hombros descienden y la espalda se relaja. Advierte cómo se relajan los músculos de la zona baja del abdomen. Siente el aire en la nariz y percibe si es cálido o fresco.
Dirige toda la atención a la respiración solamente. Deja que sea lenta y profunda.
Ahora, permítete sentir la zona que te duele; deja que tu atención repose suavemente ahí.
Describe tu dolor, sin emitir ningún juicio. Describe su color, su forma, su temperatura, su textura y su ubicación.
Mantén la atención ahí, sin alejar el dolor ni evitar las sensaciones.
Examina, explora y observa.
Mientras estás aquí acostado(a), percibe cómo cambia tu dolor. Observa si se desplaza, si cambia de forma o color, si pasa de caliente a frío, si se expande o se contrae. Permanece presente con todas las sensaciones que está experimentando tu cuerpo.

---

* N. del T.: Otra opción es leerlo tú mismo(a) con tu propia voz y grabarlo.

Deja que el dolor esté ahí, sin más.

Observa los pensamientos a medida que llegan. No trates de alejarlos; solo obsérvalos, como si fuesen nubes en el cielo.

Siente tus emociones. Observa cómo te sientes. Pon un nombre a cada emoción y a continuación suéltala, como si fuese un globo colorido.

Ahora, dirige la atención a las manos y los brazos. Acaricia suavemente los brazos con las yemas de los dedos. Enfócate completamente en la sensación reconfortante del tacto.

Con los ojos aún cerrados, visualiza la habitación en la que te encuentras (las paredes, los muebles...). Mueve los dedos de las manos y los pies y, cuando estés listo(a), abre los ojos, sin prisa.

¿Qué has observado acerca de tu cuerpo que no habías observado antes?

_____

_____

Anota cómo ha cambiado tu dolor en el curso de esta práctica; haz constar los cambios de ubicación, tamaño, forma, color y temperatura que ha experimentado:

_____

_____

¿Qué pensamientos y emociones han aparecido? ¿Qué tal ha sido la experiencia de estar sentado con ellos?

_____

_____

Programa una hora y un lugar para practicar esta semana. (Ejemplo: *Mañana a las doce del mediodía en el sofá*).

_____

Indica lo que harás para acordarte de usar esta herramienta esta semana. (Ejemplo: *La anotaré en la agenda*).

_____

El mindfulness de los cinco sentidos

También puedes fortalecer tu músculo del mindfulness conectando con tus cinco sentidos. Tus facultades de percepción siempre están activas, tanto si eres consciente de ello como si no. Practica «estar en el momento» experimentando conscientemente las impresiones que brindan los sentidos de la vista, el oído, el tacto, el gusto y el olfato. El mindfulness de los cinco sentidos es un ejercicio que puede reducir el estrés y la frustración, aumentar la alegría y el placer, alterar el fluir de la atención y promover la relajación. Utiliza esta herramienta para centrarte, calmarte y reconfortarte en cualquier momento en que te sientas estresado o se exacerbe tu dolor.

CÓMO PROCEDER
Reserva diez minutos para esta actividad.

Sintoniza con tu cuerpo y tus emociones y puntúa:
Grado de dolor en una escala del 0 al 10
(0 = ninguno, 5 = moderado, 10 = intenso): _____

Grado de estrés o ansiedad en una escala del 0 al 10
(0 = ninguno, 5 = moderado, 10 = extremo): _____

Elige una fruta de tu cocina (la necesitarás para trabajar con el sentido del gusto) y sal al exterior. Encuentra un lugar en el patio de tu casa o en un parque en el que nadie te vaya a molestar. Si no puedes salir, elige una estancia que te guste, en tu casa. Apaga las pantallas. Practica la respiración diafragmática y permítete respirar de forma lenta y relajada.

Vista. Si estás en el exterior, fíjate en la naturaleza que te rodea. Utiliza los ojos para explorar el entorno. Repara en las formas, las sombras y las texturas. Percibe los colores: verde, blanco, amarillo... ¿Cuántas flores y árboles diferentes ves? Mira hacia el cielo y enumera los colores. Observa las nubes. ¿Dónde está el sol? Si estás en un espacio interior, describe la habitación en la que te encuentras: los muebles, los colores, las texturas... Repara en la calidad de la luz, la cantidad de sillas, el tejido del sofá, las formas que hay en el techo... Describe todo lo que ves, sin juzgarlo.

_____

_____

Oído. Cierra los ojos, sitúate en los oídos y advierte todo lo que llega a ellos. Si estás en el interior y no puedes salir, abre una ventana. Percibe el sonido del viento en los árboles y el canto de los pájaros. Repara en el ruido del tráfico a lo lejos, los ladridos de los perros, el ruido que hacen los niños al jugar. Escucha la música que esté sonando o la lluvia al caer sobre el pavimento. ¿Qué oyes?

_____

_____

Tacto. Pasa los dedos por varias superficies y texturas. Si estás en el exterior, toca una hoja, el pétalo de una flor, el tronco de un árbol, un banco (si estás en un parque). Siente el sol en la piel y la brisa en el

cabello. Si estás en un espacio interior, busca distintas texturas y temperaturas (suave, áspera, rugosa, fría, cálida...) y descríbelas. Siente
el tacto fresco y liso del metal de la tetera, la suavidad de la moqueta,
la textura de tu manta favorita. Da un paso y percibe los pies dentro
de los zapatos. ¿Qué sientes?

Olfato. Respira hondo. Percibe todo lo que llegue a tu nariz. Si estás
al aire libre, encuentra una planta o un árbol aromáticos, huele una
flor, frota una hoja de hierba entre los dedos. Si estás dentro de casa,
explora diversos olores: abre un frasco de canela, prueba un perfume,
frota hojas de menta en la palma de la mano, percibe el leve aroma
de la ropa limpia. Toma conciencia de olores que no habías percibido
antes. ¿Qué hueles?

Gusto. Examina la fruta. Imagina que eres un extraterrestre que está
probando fruta por primera vez. Examínala detenidamente. Advierte
el aspecto que tiene y cómo huele. Póntela en la lengua: ¿está fresca,
es suave, es rugosa? Siente cómo tu boca comienza a salivar, como
si esta sensación también fuese nueva. Muerde la fruta lentamente,
consciente de cómo la presionan los dientes. Percibe su sabor en la
lengua y siente su textura en la boca. Lleva toda tu atención a los sentidos solamente. ¿Qué sabores adviertes?

Vuelve a sintonizar con tu cuerpo y tus emociones y anota lo que se indica a continuación:

Nuevo grado de estrés o ansiedad en una escala del 0 al 10
(0 = ninguno, 5 = moderado, 10 = extremo): _____

Nuevo grado de dolor en una escala del 0 al 10
(0 = ninguno, 5 = moderado, 10 = intenso): _____

¿Qué has advertido tanto en el plano físico como en el emocional?

_____

_____

_____

Determina una hora y un lugar para realizar esta práctica esta semana. (Ejemplo: *El sábado a las diez de la mañana en el parque*).

_____

¿Qué harás para acordarte de utilizar esta herramienta esta semana? (Ejemplo: *Invitaré a un amigo a realizar esta actividad conmigo*).

_____

La alimentación consciente

¿Ocurre que a veces comes en el coche, tomas apresuradamente las comidas o no tienes ni idea de cómo terminaste toda una bolsa de patatas fritas mientras veías la tele distraídamente? La mayoría de nosotros comemos en piloto automático. Algunas personas también se *consuelan* con la comida; comen para ocultar o alejar el dolor físico y emocional. Una forma de abordar estos problemas es la práctica de la alimentación consciente, que se basa en la práctica del mindfulness de los cinco sentidos.

CÓMO PROCEDER

Agarra un bombón y mantenlo envuelto.

Dirige toda tu atención a este bombón.

Obsérvalo como si fueras un extraterrestre que nunca hubiera visto algo así antes. Sostén el bombón y examínalo sin juzgarlo.

¿Qué colores aprecias en él? ¿Qué texturas?

_____

Acércatelo a la nariz e inhala. ¿Cómo huele?

_____

Conecta con el estómago. Advierte si tienes hambre o estás lleno, o si te ruge la tripa. ¿Qué te están diciendo el estómago y el intestino?

_____

Toca el bombón con la yema de los dedos. Siente la tersura del papel o del papel metalizado. Advierte la temperatura. ¿Está fresco el papel metalizado? ¿Qué sensación produce al tacto?

_____

Desenvuelve el bombón poniendo toda la atención en ello. Escucha los sonidos que produce el envoltorio mientras lo abres. ¿Qué oyes?

_____

Frota el bombón entre los dedos y siente su textura. Observa su color y su forma. Póntelo en la boca, pero no lo muerdas. Siéntelo reposando en la lengua. Percibe lo que sucede en la boca. ¿Estás salivando? ¿Notas algún sabor? ¿Qué hace la lengua?

_____

_____

Muerde el bombón con suavidad. No lo tragues; solo siéntelo en la boca. Imagina que es la primera vez que pruebas un bombón. ¿Cómo describirías el sabor? ¿Cómo es la textura, es sólida o se está derritiendo? Observa tus dientes y tu lengua, la saliva en la parte posterior de la garganta, el impulso de tragar. ¿Qué percibes?

_____

_____

Mastica el bombón y trágalo. Observa cómo se mueve la mandíbula inferior, cómo se mantiene quieta la mandíbula superior y cómo la lengua empuja el alimento hacia el paladar. ¿Cómo cambia la textura del bombón? Utiliza todos tus sentidos para describir la experiencia:

_____

_____

La alimentación consciente puede ayudarte a bajar el ritmo y relajarte, a controlar el apetito y la ingesta de alimentos, y a sentir más placer. Incluso puede mejorar la digestión. ¿Has disfrutado más el bombón ahora que te has tomado tiempo para apreciarlo? (En mi caso siempre es así). Puedes comer con atención plena en cualquier momento y en cualquier lugar. Intenta tomar una comida completa con plena conciencia y observa cómo esta forma de proceder cambia la experiencia que tienes con la comida.

Biorretroalimentación: calentar las manos

Para que cuentes con una prueba adicional del hecho de que tu mente afecta a los procesos corporales, la biorretroalimentación o *biofeedback* puede enseñarte a calentarte las manos... usando la mente. ¿Te parece magia? A mí también me lo parecía... ¡hasta que aprendí a hacerlo! La biorretroalimentación es una técnica de gestión del dolor que cuenta con respaldo científico en la que utilizamos la respuesta de nuestros sistemas biológicos para llevar el control consciente de procesos que antes tenían lugar en el plano inconsciente, como la frecuencia cardíaca, la tensión muscular, la temperatura de la piel y el dolor.

Normalmente no pensamos que la temperatura corporal sea algo que podamos controlar: si tenemos frío, subimos el termostato o nos ponemos un jersey. ¡Pero esto va a cambiar para ti a partir de hoy! El *calentamiento de manos* es una técnica de biorretroalimentación en la que usamos la mente para cambiar la temperatura del cuerpo; enseñamos a este a modificarse a sí mismo. La explicación científica es la siguiente: el dolor desencadena estrés, que a su vez inicia la respuesta de lucha o huida. Esta respuesta lleva la sangre desde las extremidades (manos y pies) hasta los órganos vitales. Por lo general, cuanto más estresados estamos, más frías están las extremidades; por eso, cuando estamos asustados o tensos tenemos las manos frías y húmedas. Esto también explica la base científica que hay tras las pruebas del polígrafo: los cambios fisiológicos que se producen en las manos son detectados por el polígrafo cuando nos estresamos o mentimos. Cuanto más relajados y a salvo nos sentimos, más se expanden los vasos sanguíneos, más fluye la sangre hacia las extremidades y más calientes están las manos y los pies.

La relajación combinada con *frases autógenas* (afirmaciones sugestivas sobre respuestas físicas) puede desactivar la respuesta de lucha o huida e incrementar la circulación sanguínea hacia las manos. ¿Y sabes qué transporta la sangre? Calor. Los estudios al respecto indican que la biorretroalimentación puede reducir diversos tipos de dolor crónico. De hecho, según la American Migraine Foundation ('fundación estadounidense de la migraña'), esta técnica ha resultado ser tan efectiva para las migrañas y otros dolores de cabeza como los medicamentos, pero sin los efectos secundarios que tienen estos.

CÓMO PROCEDER

Reserva entre diez y quince minutos para esta actividad. Puedes descargar una grabación de este ejercicio (en inglés) en https://www.newharbinger.com/9781684036448/#nh-book-accessories («Hand Warming») o pedirle a alguien que te lo lea.*

Para esta actividad, deberás sostener un *termómetro de estrés* entre el pulgar y el índice para obtener información sobre la temperatura de la piel. Este tipo de termómetro es diferente del que mide la fiebre; puedes conseguir uno en Amazon, www.bio-medical.com o www.StressStop.com.

Antes de empezar, sostén el termómetro entre el pulgar y el índice para medir la temperatura inicial de tus dedos.

Registra aquí la temperatura obtenida: _____

Sintoniza con tu cuerpo y tus emociones y puntúa:
Grado de dolor en una escala del 0 al 10
(0 = ninguno, 5 = moderado, 10 = intenso): _____

Grado de estrés o ansiedad en una escala del 0 al 10
(0 = ninguno, 5 = moderado, 10 = extremo): _____

Encuentra un lugar tranquilo en el que no vayan a molestarte. Apaga tus pantallas y aléjalas de ti. Siéntate en algún lugar confortable, como el sofá. Sostén el termómetro entre el pulgar y el índice a lo largo de todo el ejercicio. Deja que las manos cuelguen a los costados y cierra los ojos.

---

* N. del T.: Otra opción es leerlo tú mismo(a) con tu propia voz y grabarlo.

Respira despacio varias veces, llevando el aire hacia el vientre. Cuando inhales, siente cómo este se eleva al llenarse de aire. Exhala despacio y siente cómo se relaja el cuerpo.

Recuerda que estás a salvo. No tienes ningún lugar al que ir ni nada más que hacer.

Aprieta los músculos de las piernas (los de los muslos, las pantorrillas y los tobillos, todos a la vez) durante diez segundos..., aprieta más fuerte... y deja que el cuerpo se relaje.

A continuación, aprieta los puños y llévalos hacia los hombros, apretando los bíceps. Aprieta mientras cuentas despacio hasta diez. Seguidamente, deja que los brazos cuelguen sueltos y relaja el cuerpo.

Dirige la atención a la parte superior de la cabeza. Siente la cara (la frente, las sienes, las cejas) y deja que los músculos faciales se relajen. Afloja la mandíbula y deja que caiga abierta.

Siente el pecho, el corazón y los pulmones. Deja que la respiración se ralentice. Percibe el pulso y siente cómo el corazón bombea la sangre por todo el cuerpo. Deja que el ritmo cardíaco desacelere diciendo para tus adentros: «Mi corazón late de manera lenta y regular. Mi corazón late de manera lenta y regular».

Siente el cuello y los hombros. Deja que los hombros caigan como si la gravedad los estuviera atrayendo hacia abajo. Deja que los brazos estén flojos, sueltos, cálidos y relajados. Repite para tus adentros: «Mis músculos están laxos y pesados. Mi cuerpo está pesado y relajado».

Imagina unos tubos huecos dentro de los brazos que conectan la parte superior de los hombros con la punta de los dedos. Imagina que un aire caliente y vaporoso fluye por el interior de estos tubos desde la parte superior de los hombros; pasa por los codos, los antebrazos, las muñecas y la palma de las manos. Siente cómo este aire caliente llena las manos y se acumula en la punta de los dedos. Nota cómo los dedos se vuelven cada vez más cálidos. Imagina que se vuelven rojos y calientes. Cada vez que exhales, imagina que fluye aire caliente hasta las manos.

Ahora imagina que lo que fluye por el interior de los brazos es sopa caliente. Visualiza que esta sopa caliente y humeante baja desde los hombros y pasa por los codos, los antebrazos y las palmas, y llega a la punta de los dedos. Siente que las yemas de los dedos se calientan. Imagina que los capilares y los vasos sanguíneos de los dedos se expanden a medida que las manos se vuelven cada vez más cálidas. Di para tus adentros: «Mis manos están pesadas y cálidas... Mis manos están pesadas y cálidas». Deja que la sangre fluya hacia las manos. Percibe el calor en las yemas de los dedos. Siente cómo las manos palpitan y hormiguean a medida que van adquiriendo calor.

Ahora imagina que tienes las manos sobre una hoguera. Visualiza las llamas naranjas del fuego y percibe el olor de la madera al quemarse. Pon las manos sobre el fuego y siente el calor. A medida que las manos y las yemas de los dedos van estando más calientes, siente cómo hormiguean y palpitan. Percibe cómo sudan las palmas. Siente la llama en las manos hasta que parezcan estar rojas, brillando a causa del calor.

Cuando estés listo(a), vuelve a tomar conciencia de la estancia en la que te encuentras, poco a poco. Abre los ojos y mira el termómetro. Mira el interior de las manos y presiónalas contra la cara. Observa si están más cálidas, rojas y sudorosas de lo habitual.

Tu registro:
Apunta aquí la nueva temperatura obtenida en los dedos: _____

Vuelve a sintonizar con tu cuerpo y tus emociones, y puntúa y reflexiona:
Nuevo grado de estrés o ansiedad en una escala del 0 al 10
(0 = ninguno, 5 = moderado, 10 = extremo): _____

Nuevo grado de dolor en una escala del 0 al 10
(0 = ninguno, 5 = moderado, 10 = intenso): _____

¿Qué has notado y cómo te has sentido? Incluye los cambios que puedan haberse producido en la temperatura.

_____

_____

¡Contempla el poder de tu mente! Si puede calentar tus manos, ¿qué podría hacer con tu dolor?

_____

_____

Programa un momento en el que practicar mañana. (Ejemplo: *Maña-na después del almuerzo*).

_____

¿Qué harás para acordarte de usar esta herramienta esta semana? (Ejemplo: *Programaré la alarma de mi teléfono*).

_____

Si no notas un cambio significativo las primeras veces, no te preocupes. El calentamiento de manos requiere tiempo y persistencia, como cualquier otra habilidad. Haz este ejercicio todos los días y observa hasta qué punto se te calientan las manos. Para obtener un entrenamiento más completo, busca un profesional de la biorretroalimentación.

La neurorretroalimentación

La *neurorretroalimentación* (llamada también *biorretroalimentación electroencefalográfica* o *neuroterapia*) es una variedad de biorretroalimentación en la que recibimos información en tiempo real sobre la actividad del cerebro. Al colocar sensores eléctricos en el cuero cabelludo y la frente, los profesionales de la neurorretroalimentación pueden leer lo que produce el cerebro en un *electroencefalograma* (EEG). A partir de aquí pueden utilizar esta información para influir en el estrés, la ansiedad, las respuestas al trauma, el sueño y el dolor. La base científica es la siguiente: las neuronas, o células cerebrales, se comunican entre sí utilizando energía eléctrica. Los pensamientos están hechos de energía eléctrica. La actividad eléctrica del cerebro se registra en los monitores de EEG como ondas cerebrales, que reflejan el funcionamiento de este órgano. Con este tipo de información se puede ver, por ejemplo, qué áreas cerebrales están especialmente activas cuando se tiene un determinado pensamiento o cuando se está realizando una determinada actividad; entonces podemos cambiar los pensamientos y los comportamientos y obtener otra respuesta por parte del cerebro.

Visualización

La *visualización guiada* es una técnica mente-cuerpo en la que nos servimos de imágenes mentales para cambiar la experiencia que tenemos con el dolor. La visualización nos permite ver, oler, oír, tocar y gustar cosas que solo están en nuestra mente, como ocurre en los sueños y los recuerdos. Cada vez que has tenido una pesadilla sudorosa, has soñado despierto en una reunión de trabajo, has fantaseado con tus próximas vacaciones o has ensayado mentalmente los pasos de un baile, has utilizado la visualización.

Los estudios han revelado algo sorprendente, y es que utilizamos las mismas partes del cerebro cuando *imaginamos* el dolor que cuando lo experimentamos de verdad. Las imágenes mentales desencadenan respuestas fisiológicas, por lo que si recuerdas o imaginas un suceso estresante o doloroso, tu cuerpo pondrá en marcha una respuesta de estrés. Por ejemplo, el hecho de recordar una situación de emergencia médica o de imaginar vívidamente un accidente de coche aterrador desencadena una respuesta de emergencia en el organismo: se vierte adrenalina en el torrente sanguíneo, los músculos se contraen, la frecuencia cardíaca aumenta, las pupilas se dilatan y el dolor se intensifica. Por otro lado, si imaginamos que nos sentimos a salvo, protegidos y tranquilos, y ayudamos al cuerpo a relajarse, el dolor disminuye. En los ejercicios que siguen, utilizarás la visualización para modificar el «volumen» del dolor.

La visualización del lugar seguro

¿Te has dado cuenta de que ciertos entornos, como la consulta del dentista, te pueden hacer sentir estresado, mientras que otros entornos, como una playa tropical, te pueden hacer sentir relajado? Bien, pues no es necesario que vayas a la playa para tranquilizarte: basta con que emplees la visualización para que el cerebro te transporte a entornos apacibles. En este ejercicio, utilizarás los cinco sentidos para ayudar a tu mente a viajar a un lugar seguro y relajante. Esta técnica le enseña al cerebro que todo el cuerpo está a salvo y facilita la relajación mental y física para bajar el volumen del dolor.

CÓMO PROCEDER

Reserva entre diez y quince minutos para esta actividad. Puedes descargar una grabación de este ejercicio (en inglés) en https://www.newharbinger.com/9781684036448/#nh-book-accessories («Safe Place Imagery») o pedirle a alguien que te lo lea.*

Sintoniza con tu cuerpo y tus emociones y puntúa:
Grado de dolor en una escala del 0 al 10
(0 = ninguno, 5 = moderado, 10 = intenso): _____

Grado de estrés o ansiedad en una escala del 0 al 10
(0 = ninguno, 5 = moderado, 10 = extremo): _____

Encuentra un lugar tranquilo en el que sentarte o tumbarte. Apaga tus pantallas y aléjalas de ti. Cierra los ojos.
Haz algunas respiraciones lentas y profundas desde el vientre. Imagina un lugar seguro y relajante, preferiblemente en la naturaleza, que hayas visitado; también puedes inventarlo. Puede ser una playa, el sendero de un bosque, una cabaña en la montaña o incluso la casa de tu abuela (siempre que este sea un lugar que te evoque seguridad y relajación). Cuando tengas el lugar, usa los

---

* N. del T.: Otra opción es leerlo tú mismo(a) con tu propia voz y grabarlo.

cinco sentidos para hacer el ejercicio de visualización que sigue. Lee el ejemplo de Wendy para inspirarte.

Ejemplo de Wendy:

Mi lugar seguro y relajante es una cálida playa de México.

Vista. Estoy de pie en una hermosa playa de México. Miro a mi alrededor y veo sombrillas coloridas, conchas blancas y el océano que se extiende ante mí hasta donde alcanza la vista. El agua es de un azul profundo y la arena es blanca. Mis pies están enterrados en la cálida arena y las olas acarician suavemente mis tobillos. Hay palmeras verdes con racimos de cocos junto a la orilla. El sol se está poniendo. El cielo está lleno de colores brillantes (naranja, morado, magenta...) y hay gaviotas volando en círculos.

Oído. Cierro los ojos y escucho los sonidos que producen el viento y el agua. Oigo el balanceo de las barcas, el chapoteo de los niños, el choque de las olas, la risa de la gente, los graznidos de las gaviotas y el susurro de las palmeras en la cálida brisa.

Olfato. Inhalo los aromas de la playa. Percibo el olor del agua salada, las algas marinas y la cálida arena, y el tenue aroma del protector solar en mi piel.

Tacto. Siento cómo el sol calienta mi piel y la brisa en mi cabello. Percibo la arena, cálida y húmeda, entre los dedos de los pies, y el agua fresca del océano que acaricia mis tobillos. Percibo la sensación de la ropa en la piel: el traje de baño mojado, el vestido de verano seco.

Gusto. Percibo la salinidad del agua del mar. Me imagino bebiendo un vaso de limonada fría en este día caluroso y siento cómo el líquido baja por mi garganta.

Tu ejemplo:

Anota tres lugares en los que te has sentido seguro y en paz. Son ejemplos de lugares un sitio al que ibas de vacaciones en tu infancia, un sitio en el que has pasado unas vacaciones relajantes, una tierra de fantasía sacada de un libro o una película, o un lugar que imagines.

1. _____

2. _____

3. _____

Elige uno de estos lugares para esta actividad.

_____

Vista. Observa tu lugar seguro. Escribe qué ves en él, qué momento del día es y quién está contigo. Observa las formas, los colores y las texturas. Fíjate en el cielo y las nubes. ¿Está atardeciendo o es por la mañana? Anota todo lo que veas.

_____

_____

_____

_____

Oído. Utiliza la imaginación para conectar con tus oídos. Escribe todo lo que oigas.

_____

_____

_____

Olfato. ¿Qué hueles?

_____

_____

_____

Tacto. ¿Qué experimentas por medio del tacto? Toma conciencia de las texturas, la temperatura y las sensaciones.

_____

_____

_____

Gusto. ¿Qué sabores estás experimentando?

_____

_____

_____

Después de describir tu lugar seguro, permítete estar ahí. Relájate totalmente en la escena. Si aparecen pensamientos invasivos, no pasa nada; vuelve a enfocarte en la escena cuando adviertas su presencia. Lleva este lugar relajante contigo adondequiera que vayas. Puedes regresar a él siempre que elijas hacerlo, ya sea en el trabajo o en la consulta del médico.

Cuando hayas terminado esta actividad, vuelve a llevar la atención a la estancia en la que te encuentras, poco a poco.

Vuelve a sintonizar con tu cuerpo y tus emociones, y advierte cualquier cambio:
Nuevo grado de estrés o ansiedad en una escala del 0 al 10
(0 = ninguno, 5 = moderado, 10 = extremo): _____

Nuevo grado de dolor en una escala del 0 al 10
(0 = ninguno, 5 = moderado, 10 = intenso): _____

¿Qué has observado en el transcurso de esta actividad?

_____

_____

_____

Planifica realizar esta actividad a una hora establecida esta semana. (Ejemplo: *Después de la reunión de personal de las diez de la mañana*).

_____

¿Qué harás para acordarte de practicar la visualización guiada? (Ejemplo: *Pegaré una nota en el espejo*).

_____

Esta actividad te será útil si tienes problemas para conciliar el sueño. Nos resulta mucho más fácil dormirnos si nos sentimos a salvo y relajados. Explora el apartado «Recursos», hacia el final del libro, para encontrar audios con instrucciones, meditaciones y aplicaciones que puedan ayudarte a dormir.

La visualización para la autosanación

La visualización para la autosanación utiliza el poder de la imaginación para transformar el dolor. Así como el cerebro puede transformar entornos exteriores mediante la visualización (puede convertir un dormitorio desprovisto de encanto en una playa mexicana), también puede transformar el entorno del resto del cuerpo. ¿Alguna vez te has despertado jadeando, sudando y con el corazón latiendo fuerte a causa de una pesadilla? Lo que ocurrió estaba en tu cabeza solamente, pero todo tu cuerpo reaccionó con verdadero miedo, como si la amenaza fuese real. Esto ocurre debido a la gran conexión que hay entre la imaginación (la mente) y el cuerpo. Tu cuerpo responde fisiológicamente a los pensamientos e imágenes que hay en tu cabeza, lo que resulta en cambios físicos como la alteración del ritmo cardíaco y la tensión muscular. Si imaginas o recuerdas a menudo el dolor, procedimientos médicos pasados, viejos traumas y otros sucesos estresantes, tu sistema nervioso se preparará para afrontar una situación de emergencia y tu sistema del dolor se mantendrá en estado de alerta máxima. Por lo tanto, el volumen del dolor subirá. Sin embargo, si tomas el control de la producción de imágenes y visualizas escenas seguras y relajantes, tu fisiología cambiará y el volumen del dolor bajará.

Haz este ejercicio: imagina que sostienes un pomelo. Siente la forma fresca y redonda de la fruta en la palma. Imagina que la cortas por la mitad y percibe las texturas y los olores. Exprime el zumo ácido y rosado en un vaso y llévatelo a la boca. Inhala el aroma cítrico. Toma un gran sorbo de este zumo. Siente el sabor y la textura ácidos del pomelo en la lengua, el zumo agridulce, la pulpa. Imagina la sensación de tragar. ¿Se te está llenando de saliva la boca, como si la experiencia fuera real? En respuesta a estas imágenes mentales, los centros olfativo y gustativo del cerebro se activan y se desencadena la respuesta fisiológica de la salivación, aunque no estés viendo ningún pomelo. Ahora, prueba a utilizar la visualización para alterar la actividad de los centros de dolor de tu cerebro.

CÓMO PROCEDER

Esta técnica de visualización requiere cierta ayuda y creatividad. Puede ser increíblemente efectiva si estás dispuesto a aplicarla. Para transformar tu dolor, primero lee los ejemplos de Glenn, Karen y Erik, que se presentan a continuación, con el fin de entender cómo funciona esta técnica. Después, realiza la actividad, por tu cuenta o pidiéndole a alguien que te lea los pasos y te haga las preguntas.

Reserva quince minutos para esta actividad.

Sintoniza con tu cuerpo y tus emociones y puntúa:
Grado de dolor en una escala del 0 al 10
(0 = ninguno, 5 = moderado, 10 = intenso): _____

Grado de estrés o ansiedad en una escala del 0 al 10
(0 = ninguno, 5 = moderado, 10 = extremo): _____

Túmbate en un lugar tranquilo en el que no vayan a interrumpirte. Apaga tus pantallas y aléjalas de ti. Cierra los ojos.
Respira profundamente desde el abdomen, unas cuantas veces. Extiende la exhalación, es decir, saca el aire lentamente. Respira desde el vientre durante unos minutos, hasta que el cuerpo comience a relajarse.

Paso 1. Viaja por el interior de tu cuerpo ahora, hasta el lugar en el que sientes dolor, y permítete concentrarte en el dolor. Observa el color, el tamaño, la forma y la textura del dolor. Observa si es oscuro o brillante, pesado o ligero, caliente o fresco, sólido o líquido, estático o dinámico. Relata todo lo que percibas de tu dolor.

Imagen del dolor de Glenn:
El dolor que siente Glenn en la rodilla tiene forma de punta de lanza puntiaguda. Es rojo, caliente, afilado y punzante. Cuando Glenn cierra los ojos y conecta con su pierna, el dolor le parece una especie de líquido ardiente fundido, como la lava de un volcán. Este líquido fluye despacio

hacia fuera desde la rodilla, en círculos concéntricos. Este dolor es naranja, opaco y pulsante.

¿Qué aspecto tiene tu dolor? Describe su color, su temperatura, su tamaño, su forma, su textura y su movimiento:

_____

_____

_____

Esta es tu *imagen del dolor.*

Paso 2. Ahora imagina que esta parte de tu cuerpo no presenta ningún problema ni experimenta ningún dolor. ¿Qué aspecto tiene? ¿Cuál es su color, su temperatura, su tamaño, su forma, su peso y su textura? ¿Está en movimiento o permanece estática? Esta es tu *imagen de sanación.*

Imagen de sanación de Glenn:
> *Glenn imagina que su rodilla, libre de dolor, está suave y fresca, y que el color que presenta es un azul invernal. Toda la pierna está fresca y pálida. La percibe sólida y no hay ningún movimiento. El círculo de sensaciones de la pierna está bastante concentrado en un punto.*

Tu imagen de sanación:

_____

_____

_____

Paso 3. Imagina que puedes usar magia para transformar y sanar tu dolor. ¿Qué proceso mágico necesita tu cuerpo para transformar la imagen del dolor en la imagen de sanación? ¡Imagina que puedes hacer lo que sea necesario para cambiar tu dolor! Este proceso de transformación puede implicar cambios de color, temperatura, tamaño, forma, peso, velocidad o textura. Puedes imaginar cualquier cosa que desees hacerle a tu dolor: cambiar su color de naranja a azul, enfriarlo o calentarlo, reducir su alcance o aumentarlo, someterlo a la cálida luz del sol o a un viento helado, darle un masaje profundo o un toque suave, ralentizarlo o acelerarlo, derretirlo o endurecerlo, quitarle partes o cambiar su forma, modificar su textura o meterle una capa de relleno que amortigüe la sensación.

Proceso de transformación de Glenn:

> *Para cambiar su dolor, Glenn envía una cascada de agua fría helada por el interior de su pierna. Imagina que su ardiente dolor de rodilla es bañado por una reconfortante cascada de agua de color azul hielo, hasta que siente que el círculo del dolor sana, se reduce y se enfría. Dado que su imagen del dolor es afilada y puntiaguda, imagina que esta potente cascada de agua desgasta la punta de la lanza, hasta que queda roma.*

Tu proceso de transformación:

_____

_____

_____

Con los ojos aún cerrados, imagina que este proceso de autosanación está funcionando realmente. Tómate unos momentos para enviar este proceso mágico de sanación a la parte de tu cuerpo que está experimentando dolor y visualiza cómo cambia este. Imagina que estás transformando el dolor.

Poco a poco, lleva tu atención de vuelta a la habitación.

Sintoniza con tu cuerpo y tus emociones y responde:
¿Qué cambios ha experimentado tu dolor? (En cuanto al color, la temperatura, el tamaño, la intensidad). ¿Cómo te has sentido tanto en el plano físico como en el emocional?

_____

_____

_____

Vuelve a sintonizar con tu cuerpo y tus emociones, y anota lo que se indica:
Nuevo grado de estrés o ansiedad en una escala del 0 al 10
(0 = ninguno, 5 = moderado, 10 = extremo): _____

Nuevo grado de dolor en una escala del 0 al 10
(0 = ninguno, 5 = moderado, 10 = intenso): _____

Determina una hora en la que practicar esta semana. (Ejemplo: *Por las noches antes de acostarme a las once*).

_____

¿Qué harás para acordarte de utilizar esta herramienta esta semana? (Ejemplo: *Dejaré una nota junto a mi cama*).

_____

Aplica esta técnica de visualización cada vez que tu dolor se exacerbe. ¡El dolor siempre está cambiando! Trata de no acudir a recuerdos o imágenes del dolor anteriores para definir tu experiencia actual; busca dentro de ti cada vez.

Ejemplo de Karen:

Karen vive con migrañas diarias. Su dolor es un líquido espeso, negro y viscoso que obstruye su cabeza entre los ojos y hace que sus sienes palpiten. Este doloroso líquido metálico está lleno de púas afiladas que perforan el interior de su cráneo. Cuando Karen imagina su cabeza curada y desprovista de dolor, es brillante, blanca y transparente, como un vaso vacío que no contiene ningún líquido. La textura es suave y no tiene púas. Percibe la cabeza ligera en lugar de sentirla pesada. Para transformar su dolor, imagina de manera vívida que dos agujeros se abren mágicamente en sus sienes. Estos agujeros permiten que el líquido espeso y negro salga de su cabeza y caiga goteando al suelo. A medida que el pesado líquido metálico fluye hacia el exterior, se lleva consigo las púas afiladas que había en sus sienes. Karen imagina que su cabeza se vuelve liviana y clara como el cristal, que deja de haber elementos punzantes en su interior y que el dolor se mitiga.

Ejemplo de Erik:

Erik tiene el síndrome del intestino irritable (SII), que le produce dolor crónico en el abdomen y los intestinos, debajo del ombligo. Siempre está hinchado y tiene gases, y su estómago está dilatado. Describe su dolor como un nudo de color verde oscuro apretado, retorcido, caliente, hinchado y abultado en la zona de las entrañas. En su imagen de sanación, su estómago y sus intestinos son tubos desenredados: largos, de color rosa claro, relajados y sanos. Su temperatura es fresca y su textura es lisa; no presenta protuberancias ni enredos. Para transformar su imagen del dolor en la imagen en la que el dolor no está presente, Erik imagina que sus intestinos se relajan, se desenredan, se aflojan y se alargan. Les manda una brisa verdiazul con olor a menta fresca para reducir el calor y la hinchazón. El hormigueo fresco e invernal de la menta le impregna las entrañas. A medida que ocurre esto, el color del abdomen va pasando gradualmente de verde oscuro a rosa claro. Erik imagina que las burbujas de gas estallan y se disuelven. A medida que utiliza la visualización y respira desde el vientre, el estómago se relaja y el dolor cambia. Al estirarse el estómago y los intestinos, se vuelven más espaciosos, y el dolor se vuelve menos intenso.

Conclusión

La medicina mente-cuerpo puede cambiar el dolor. Recursos como la relajación, el mindfulness, la biorretroalimentación y la visualización son herramientas potentes para controlar, gestionar y afrontar el dolor y los síntomas. Estas técnicas producen efectos porque con ellas cambiamos los pensamientos y las emociones, con lo que se modifican las vías cerebrales y los sistemas fisiológicos. En el próximo capítulo veremos cómo los pensamientos pueden cambiar las sensaciones corporales y el dolor.

CAPÍTULO 5

La conexión biológica entre los pensamientos y el dolor

¿Alguna vez has advertido que pensamientos del tipo «nunca estaré mejor; ¡nada ayudará!» te hacen sentir peor, mientras que decirte a ti mismo «todo va a ir bien; ¡hay esperanza!» te hace sentir un poco mejor? Los estudios al respecto muestran que los pensamientos estresantes y negativos, como los que tenemos cuando estamos enfermos y con dolor, pueden empeorar esos estados, e incluso *causarlos*. Por ejemplo, como vimos en el capítulo dos, los pensamientos y emociones negativos activan hormonas del estrés y sustancias neuroquímicas que pueden desencadenar dolores de cabeza, de estómago y musculares; causar mareos y fatiga, exacerbar los síntomas y hacernos sentir peor. Los pensamientos, recuerdos y emociones negativos también activan la liberación de *citocinas*, sustancias químicas que pueden sobreestimular o inhibir la respuesta inmunitaria del cuerpo. La consecuencia puede ser que enfermemos, que permanezcamos enfermos si ya lo estamos y que el dolor aumente. Por último, pero no menos importante, los estudios muestran que las expectativas negativas intensifican el dolor; hay una mayor transmisión de señales de la médula espinal al cerebro. En definitiva: los pensamientos negativos no están en la cabeza solamente; también afectan al resto del cuerpo.

Conectar los pensamientos con las sensaciones

La buena noticia es que también existe una conexión entre los pensamientos positivos y la salud. Se ha comprobado que los pensamientos y recuerdos que inspiran felicidad, relajación, gratitud, compasión hacia uno mismo, optimismo y otros estados emocionales positivos facilitan un mejor funcionamiento inmunitario, reducen el riesgo de enfermedades y mejoran la salud en general. También pueden «bajar el volumen» del dolor. ¡Esto significa que cambiar los pensamientos puede cambiar el dolor, realmente!

Hay muchas formas de aprovechar el poder de la mente y transformar los pensamientos negativos y perjudiciales en pensamientos útiles y sanadores. Estas técnicas de la TCC para cambiar el pensamiento se llaman *estrategias cognitivas*. De hecho, la primera C de TCC significa *cognitivo/a*,* una palabra elegante que hace referencia a los pensamientos. Las prácticas de mindfulness también ponen el acento en las técnicas cognitivas, como observar los pensamientos y enfocar la atención. En conjunto, estas prácticas basadas en el cerebro y el cuerpo pueden ayudarte a identificar y cambiar los pensamientos negativos asociados con el dolor que hacen que no dejes de sentirte desdichado, enfermo y angustiado.

Esto no significa que el dolor sea algo que esté en tu cabeza solamente, que puedas alejarlo solo con pensarlo o que puedas convencerte a ti mismo de que no sientes dolor. Tampoco significa que debas tener exclusivamente pensamientos alegres o que no debas pensar nunca en tu dolor. (¿Alguna vez has intentado *no* pensar en un elefante rosa? ¡No lo hagas! ¡Para!... Buena suerte). El dolor no se puede resolver únicamente con enfoques mentales; es demasiado complejo para que esto pueda ser así. Pero sí puedes aprovechar el poder de la mente y cambiar tus pensamientos para transformar tu estado de ánimo. En

---

* N. del T.: *Cognitivo* si se opta por la denominación *terapia cognitivo-conductual*; *cognitiva* si se opta por la denominación *terapia cognitiva conductual* (ambas están documentadas y son igualmente válidas).

este capítulo encontrarás estrategias cognitivas que pueden servirte para reducir el estrés y la ansiedad, mejorar el estado de ánimo, desplazar la atención y reducir la intensidad del dolor. Pruébalas todas y observa cuáles funcionan mejor en tu caso.

El monólogo interior negativo: la voz del dolor

Todos nos decimos cosas a nosotros mismos cuando pensamos. Este monólogo interior suele estar marcado por la negatividad en las personas enfermas y que viven con dolor: tienen pensamientos pesimistas, catastróficos y críticos sobre sí mismas, la vida o el dolor que las deprimen y las hacen sentir peor. Se dice que estos pensamientos negativos son *distorsiones cognitivas*, porque aunque pueda parecer que dicen la verdad, en realidad están distorsionados y son falsos. Dado que los pensamientos negativos afectan a la salud y el bienestar, cuando tenemos dolor es especialmente importante que sigamos el principio de no creernos todo lo que pensamos.

El primer paso que debes dar para dominar tus distorsiones cognitivas es prestar mucha atención a tus pensamientos. Si escuchas atentamente, podrías oír lo que te dice la *voz del dolor* o *voz de la enfermedad*. La voz del dolor es tu acosador interno; es la voz que hay en tu cabeza que te dice cosas terribles y preocupantes sobre tu vida y tu salud. Es pesimista, catastrófica, crítica y negativa. Puedes reconocer la voz del dolor porque es muy estridente: grita a través de un megáfono y hace que no se oigan todos los demás pensamientos, sobre todo los tranquilos, lógicos y esperanzadores. Lo que te dice parece ser la verdad, pero si pones a prueba estos pensamientos, descubrirás que son falsos y distorsionados. Por ejemplo, la voz del dolor finge que puede predecir el futuro y te dice que será terrible. Te dice que nunca mejorarás, que nada te servirá, pero dado que en realidad no puede predecir el futuro (¿quién puede hacerlo?), es una mentirosa.

La voz del dolor también es muy autoritaria en cuanto a lo que puedes y no puedes hacer: «No puedes ir a ese partido de fútbol» o «No puedes correr, no puedes cocinar y definitivamente no puedes salir esta semana». Básicamente, la voz del dolor hace de ti una persona desdichada.

		distorsionados
Voz del dolor =	Pensamientos	negativos
		críticos
		incorrectos

Imagina tu voz del dolor; visualiza su aspecto. Date cuenta de que ella no eres tú; solo es un cruel acosador que mora en tu cabeza y finge estar al mando. Yo imagino mi voz del dolor como una rubia mandona y poco atractiva, que lleva una cola de caballo apretada y ropa negra abultada. Tiene unos ojos malignos y saltones, unas cejas oscuras en forma de V y grita a través de un megáfono. La llamo Beasley. Mi acosadora interna, Beasley, es un gran dolor de cabeza.

Beasley siempre tiene algo que decir, en plan crítico, sobre mi aspecto, mi forma de hablar y lo que digo. Disfruta pensando en catástrofes, pandemias y desastres naturales, e imagina vívidamente todos los posibles escenarios catastróficos. Todo el rato efectúa comentarios sobre mi dolor y mi salud, y se muestra especialmente escandalosa antes de los procedimientos médicos y las visitas al doctor. Siempre predice que estos procedimientos irán terriblemente mal y que me producirán un dolor insoportable. Intenta atraparme con su negatividad constantemente.

Imagina tu voz del dolor y describe su aspecto. Puede ser masculina o femenina, vieja o joven, alta o baja:

_____

_____

¿Cómo se llama tu voz del dolor?

_____

¿En qué situaciones la oyes más?

1. _____

2. _____

3. _____

Ejemplo: La voz del dolor de John

John tiene piedras en el riñón, y evalúa el dolor que le producen con un 7 de 10 en la escala del dolor. Por lo general, este dolor desaparece al cabo de unas semanas. Sin embargo, durante un episodio reciente, el dolor persistió durante tres meses. John oyó este pensamiento: «Algo va mal; ¡este dolor proviene de otra cosa! ¿Y si es cáncer de próstata?». Inmediatamente, el dolor pasó a ser de 10 de 10; se volvió tan intenso que John se encorvó. Su esposa lo llevó enseguida a urgencias, donde el médico lo sometió a un examen imagenológico. Tan pronto como John vio la piedra en la pantalla y recibió la confirmación médica de que esta era, probablemente, la causa de su malestar, su dolor se redujo a 3 de inmediato. John dijo: «Mis pensamientos catastróficos y mis temores sobre lo que le estaba sucediendo a mi cuerpo fueron neutralizados cuando vi la piedra, y esto cambió instantáneamente mi dolor».

Relata una ocasión en la que tus pensamientos afectaron a tu dolor:

_____

_____

_____

Enfócate en tu voz del dolor y escucha con atención. La has oído un millón de veces antes. ¿Qué tipo de comentarios negativos, catastróficos y autodestructivos hace? Aquí tienes algunos pensamientos típicos que expresa la voz del dolor. Rodea con un círculo los que te resulten familiares y añade otros que manifieste tu propia voz del dolor:

Estoy fatal.

Mi vida siempre va a ser así.

Nada que haga servirá para nada.

No tiene sentido probar este tratamiento, porque ninguno ha funcionado.

No puedo hacer nada los días en los que estoy enfermo o con dolor.

Este dolor es un castigo por _____.

Este dolor es culpa mía; me lo merezco.

No valgo para nada.

No soy lo bastante bueno. No estoy haciendo lo suficiente.

Nadie entiende lo que estoy experimentando.

Mi cuerpo me odia. Es mi enemigo.

Nunca me recuperaré.

El dolor indica que mi cuerpo está dañado.

Si hago ejercicio/quito las malas hierbas/salgo a navegar, me volveré a lesionar.

Todos mis amigos han seguido adelante sin mí.

Soy una carga para mis amigos y mi familia.

Mi vida es un asco.

Tengo tanto trabajo atrasado que nunca me pondré al día.

Los demás piensan que estoy fingiendo.

El dolor está arruinando mi vida.

El dolor está arruinando mi futuro.

Siempre me pasan cosas malas.

Nunca estaré en forma como antes.

Mañana (la próxima semana/el próximo año) será un día (una semana/un año) tan malo(a) como hoy.

Lo único que puede ayudar es la medicación.

No puedo vivir con este dolor.

_____

_____

_____

_____

Los pensamientos extremadamente negativos: las ideas suicidas

Es habitual tener pensamientos negativos cuando se vive con dolor crónico. De hecho, la tristeza, el estrés y la ansiedad son respuestas normales a una situación anormal: el cuerpo no fue diseñado para experimentar un dolor diario y continuo durante meses y años. Pero a veces el estrés y la tristeza pueden ser demasiado difíciles de soportar. El riesgo de ideación suicida es significativamente mayor en la población que sufre dolor crónico. Si tienes el pensamiento de terminar con tu vida o sientes que no puedes seguir adelante, es hora de que busques el apoyo y la ayuda que mereces. Las intervenciones médicas por sí solas no son suficientes para ponerse bien; también hay que cuidar los pensamientos y las emociones. Llama a una línea directa de prevención del suicidio* o acude a un hospital. Llama a un

_____

* N. del T.: La autora, que se mueve en el ámbito estadounidense, indica el número 1-800-273-8255 al que llamar, correspondiente a la Línea Nacional de Prevención del Suicidio; alternativamente, se puede enviar el texto «HOME» al 741741 desde el teléfono móvil (Crisis Text Line ['línea de crisis por mensaje de texto']; también se puede ir al sitio web www.crisistextline.org). En España se puede llamar al 024 (línea de atención a la conducta suicida, promovida por el Ministerio de Sanidad) o al Teléfono de la Esperanza: 717 003 717. En México se puede acudir al servicio de WhatsApp del Consejo Ciudadano para la Seguridad y Justicia de la Ciudad

amigo o un médico y pídele ayuda. Contrata los servicios de un terapeuta. Prueba a participar en un grupo de terapia que se reúna de forma presencial o en línea para abordar la depresión, la ansiedad, la adicción o el dolor crónico. No tienes nada de lo que avergonzarte por cuidar de ti mismo en este momento de necesidad; de hecho, es lo más valiente que puedes hacer.

La voz del bienestar: la voz sabia

No temas, mi valeroso amigo, porque no todo está perdido. Tienes otra voz dentro de ti: la *voz sabia*. Esta voz es fuerte, lógica, tranquila y amable, y te ayuda a sentirte *mejor* en lugar de peor. Si conectas con ella, podrás reconocer sus mensajes alentadores, compasivos y amables. Esta voz suena como la de alguien que te quiere (un familiar, tu pareja, un amigo íntimo...). Dado que la voz sabia es tranquila y habla suavemente, la estruendosa y molesta voz del dolor suele imponerse a ella.

		lógicos
		equilibrados
Voz sabia =	*Pensamientos*	*compasivos*
		correctos

Imagina el aspecto de tu voz sabia y concibe que está viva. Mora en tu interior y siempre está contigo. Mi voz sabia es una mujer mayor con cabello plateado recogido en un moño. Tiene una espalda ancha y robusta, y unos brazos musculosos y fuertes. Está sentada con la columna erguida y las piernas cruzadas; tiene los ojos cerrados y sonríe apaciblemente. Es una mujer sabia, tranquila y segura de sí misma. La llamo Clara porque es clara y brillante. Habla de manera calmada y tranquila, pero puedo oírla cuando conecto con ella. Cuando más

---

de México (chat de confianza: 55 5533-5533) o llamar a la Línea de Vida: 800 911 2000. (Estas son solo algunas de las opciones disponibles).

aparece es cuando doy consejos a mis amigos o cuando hago terapia a niños. Es la voz amorosa del consuelo, la amabilidad y la sabiduría a la que recurro cuando hablo con las personas a las que quiero.

Imagina tu voz sabia. ¿Cómo es? Puede ser masculina o femenina, joven o mayor, alta o baja:

_____

_____

¿Cómo se llama tu voz sabia?

_____

¿En qué situaciones la oyes más?

1. _____

2. _____

3. _____

Para recuperar fuerza y sanar, tenemos que silenciar la voz del dolor y reemplazarla por la voz sabia. Pero ¿cómo hacerlo?

Cómo demostrar en tres pasos que la voz del dolor está equivocada

Para silenciar la voz del dolor, antes de nada debemos darnos cuenta de que es ella la que está hablando («¡Eres tú, Beasley!») y determinar cuidadosamente si lo que está diciendo es cierto o no. Puede muy bien ser que el pensamiento que te está brindando no se corresponda con un hecho, sino que su único propósito sea lastimarte, debilitarte y llenarte de miedo e inseguridad.

Dado que los pensamientos negativos incrementan el dolor, es vital que te asegures de no creerlos automática e irreflexivamente. Tan pronto como reconozcas la voz del dolor («¡Eres tú, malvado acosador!») adquirirás el poder de cambiar los pensamientos negativos por otros más útiles, sanadores y claros: los que comunica la voz sabia.

Aquí tienes un resumen de los tres pasos que te permitirán silenciar la voz del dolor y escuchar la voz sabia. Utilizaremos el resto de este capítulo para dominar bien los pasos 1 y 2; el paso 3 (cómo cambiar los pensamientos) lo abordaremos en el capítulo seis.

- **Paso 1. Detectar sobre la marcha.** Familiarízate con los pensamientos recurrentes de tu voz del dolor para poder *reconocerlos* y cazarlos al vuelo en el instante en que tienen lugar. Ralentízalos para que dejen de ser automáticos. Recuerda los desencadenantes biopsicosociales que identificaste en el capítulo uno: ¿qué situaciones, comportamientos, emociones y sucesos activan tus pensamientos negativos?
- **Paso 2. Comprobar.** Una vez que hayas identificado la voz del dolor, *cuestiónala* para determinar si esos pensamientos negativos se corresponden con la realidad. Examina si están distorsionados y reúne pruebas lógicas en contra de ellos. A continuación, enfréntate a los pensamientos que sean perjudiciales, exagerados o completamente falsos.
- **Paso 3. Cambiar.** Utiliza las pruebas que hayas reunido para reemplazar la voz del dolor por la voz del bienestar, tu voz sabia. Al principio, es posible que no oigas la voz sabia con mucha frecuencia, pero es incluso más poderosa que la voz del dolor. Cuando empieces a prestar atención a sus mensajes amables, racionales y compasivos, se hará aún más fuerte.

Paso 1. Atrapa la voz del dolor detectando las trampas mentales

Es normal que oigamos una voz del dolor estridente y negativa si estamos enfermos o vivimos con dolor. Tenemos la impresión de que estos pensamientos nos dicen la verdad («¡Mi vida es horrible!»), por lo que nos atrapan; nos creemos lo que nos dicen. Pero la realidad es que estos pensamientos son estresantes y exagerados, y no dicen la verdad. Por lo tanto, a los pensamientos de la voz del dolor se los llama *distorsiones cognitivas* o *trampas mentales* (también *trampas de pensamiento*, *trampas del pensamiento* y *pensamientos trampa*).

Las trampas mentales son los *pozos de asfalto de La Brea* de tu mente. Los pozos de asfalto de La Brea son pozos de asfalto natural que se encuentran en Los Ángeles (California). Emergieron a la superficie desde las profundidades de la Tierra durante la última edad de hielo, ardientes y letalmente pegajosos: animales vivos quedaban atrapados en ellos, se veían arrastrados bajo la superficie y perecían ahogados. De manera similar, las distorsiones cognitivas son trampas pegajosas y peligrosas que intentan arrastrarte y ahogarte con dolor y negatividad. *No dejes que lo hagan.* Las trampas mentales nos hacen sentir deprimidos, incrementan el estrés y la ansiedad, arruinan la autoestima, suben el volumen del dolor y nos atrapan en comportamientos de afrontamiento poco saludables, como evitar a las personas, el ejercicio, los pasatiempos y el trabajo. Los pensamientos trampa son peligrosos porque *parece* que dicen la verdad, aunque no se correspondan con los hechos.

Entonces, ¿cómo puedes sacar la mente del asfalto, detener estos pensamientos distorsionados y distinguir las trampas de la verdad? La respuesta: tienes que convertirte en un «detective del pensamiento»; debes capturar los pensamientos y examinar las pruebas. Una forma de reconocer una trampa es observar cómo te hace sentir el pensamiento: ¿es útil o *perjudicial*? Repasa la lista de pensamientos de la voz del dolor que has rodeado con un círculo anteriormente: ¿te hacen sentir esperanzado e inspirado o desanimado y desdichado? Puedes reconocer estas trampas porque te hacen sentir preocupado, triste, desesperanzado o enojado. Lee las siguientes trampas de pensamiento e identifica las que te resulten familiares. Intenta descubrir por qué son perjudiciales y cómo te hacen sentir.

Pensamiento en blanco y negro. Este es un tipo de pensamiento extremo en el que las cosas parecen ser solo blancas o negras, correctas o incorrectas, maravillosas o terribles, todo o nada. No hay lugar para un punto intermedio. Si algo no es perfecto o no sale según lo planeado, lo ves como un fracaso total. Aquí tienes algunos ejemplos de pensamientos de este tipo: «Ese tratamiento no funcionó; por lo tanto, no hay nada que hacer»; «Solo puedo ser feliz si no tengo dolor»; «Tengo la razón, por lo que cualquiera que esté en desacuerdo conmigo está equivocado».

¿Te resultan familiares pensamientos como estos?　　Sí　　No
Escribe uno de tus pensamientos de todo o nada:

_____

¿Es útil o **perjudicial** este pensamiento? (Rodea con un círculo una de las dos palabras).
¿Cómo te hace sentir este pensamiento?

_____

Este pensamiento es una trampa porque el mundo no vive en los extremos. Sería raro que estuvieses en un extremo u otro, es decir, que tuvieses razón al cien por cien (el extremo negro) o que estuvieses equivocado al cien por cien (el extremo blanco). También es igual de raro que el dolor se sitúe *siempre* en un 10 de 10 (el extremo negro) o que siempre sea de 0 de 10 (el extremo blanco). La mayoría de las veces, te encuentras en algún punto intermedio (¡en una zona gris!).

Cuando adviertas que estás cayendo en el pensamiento en blanco y negro, acuérdate de «pensar en tonos de gris» e imagina las posibilidades que hay en el medio.

Sobregeneralización. Esta es una modalidad de pensamiento en blanco y negro en la que crees que un solo suceso negativo, como una exacerbación del dolor o un día difícil, es un patrón duradero, para toda la vida. Utilizas palabras como *siempre/nunca*, *todos/nadie*, *lo mejor /lo peor* y *todo/nada*. Aquí tienes algunos ejemplos: «Nunca puedo hacer nada cuando estoy enfermo o con dolor», «No puedo trabajar», «Nadie me contratará nunca», «¡Mi vida (entera) es horrible!». También es posible que utilices la sobregeneralización como un arma para criticarte a ti mismo: «Si no limpio la casa hoy, es que soy un padre/ una madre horrible».

¿Te resultan familiares pensamientos como estos?   Sí   No
Escribe una de tus sobregeneralizaciones:

_____

¿Es útil o **perjudicial** este pensamiento? (Rodea con un círculo una de las dos palabras).
¿Cómo te hace sentir este pensamiento?

_____

Este pensamiento es una trampa porque un suceso negativo no representa todos los sucesos. ¿Es horrible *toda* tu vida porque has tenido un mal día o incluso una mala semana? ¿Es verdad que *nadie* te contratará *nunca*? Llamo a estas declaraciones *palabras de advertencia* porque son exageraciones peligrosas que rara vez se corresponden con la realidad e indican que hemos caído en una trampa mental pegajosa. Reemplaza las palabras de advertencia, del tipo o blanco o negro, por palabras equilibradas como *algunos*, *a veces* o incluso *unos pocos*. Aquí tienes un ejemplo: «Esta semana ha sido difícil, pero *no todo* ha sido malo. También han ocurrido algunas cosas buenas».

Filtraje. Te enfocas en la información y los sucesos negativos e ignoras lo positivo. Aceptas las críticas y la negatividad de los demás y rechazas los cumplidos y actos amables. Por ejemplo, haces una presentación y recibes muchos comentarios positivos, pero una persona se muestra crítica y dice que fue terrible. Te obsesionas con este comentario negativo durante días e ignoras los comentarios positivos.

¿Te resultan familiares pensamientos como estos?   Sí   No
Indica una ocasión en la que filtraste:

_____

¿Es útil o **perjudicial** este pensamiento? (Rodea con un círculo una de las dos palabras).
¿Cómo te hace sentir este pensamiento?

_____

Este pensamiento es una trampa porque tu cerebro se enfoca selectivamente (y erróneamente) en la información negativa e ignora la positiva. ¿Por qué cuenta más un comentario negativo que uno positivo? Puedes rechazar un cumplido con el pensamiento de que esa persona solo está siendo amable porque es amiga tuya, pero ¿y si lo dice en serio? Es fácil aceptar más las críticas que los cumplidos, pero si solo aceptas la información negativa, tu estado de ánimo y tu autoestima se verán afectados.

Malinterpretación. Malinterpretas las señales y los síntomas de tu cuerpo: crees que indican problemas de salud más graves de los que padeces en realidad. Son ejemplos habituales de malinterpretación creer que ciertos síntomas de la ansiedad, como un dolor en el pecho o la taquicardia, son indicativos de un ataque al corazón; creer que los dolores de estómago causados por el estrés se deben a una enfermedad, o decidir que el hormigueo experimentado en los brazos o las piernas es indicativo de un derrame cerebral en lugar de serlo de un ataque de ansiedad. Es posible que también creas que todo dolor indica que tu problema de salud está empeorando o que tu cuerpo está en tu contra. Ejemplos de pensamientos de este tipo son: «Mi cuerpo me odia» o «Este dolor de cabeza se debe a que tengo un tumor cerebral». En un avión, podrías pensar: «¡Este dolor en la pierna se debe a un coágulo de sangre!».

¿Te resultan familiares pensamientos como estos?   Sí   No
Indica una ocasión en la que has malinterpretado las señales de tu cuerpo:

¿Es útil o **perjudicial** este pensamiento? (Rodea con un círculo una de las dos palabras).
¿Cómo te hace sentir este pensamiento?

Este pensamiento es una trampa porque interpretar erróneamente las señales del cuerpo lleva a pensamientos de ansiedad y catastrofismo que intensifican el dolor (ver «Catastrofismo», en la página 212). Antes de sacar conclusiones precipitadas, prueba a hacer una lista de alternativas más probables. ¿Es más probable que estés sufriendo un ataque al corazón o que tengas ansiedad? Recuerda que las emociones no solo se encuentran en la cabeza; también se manifiestan en el resto del cuerpo. El estrés diario, como el derivado de vivir con dolor crónico, puede causar tensión muscular y vasoconstricción (reducción de la circulación sanguínea), lo que lleva a dolores de cabeza y corporales. Y es probable que el dolor de estómago antes mencionado se deba a la acción de tu *sistema nervioso entérico* (el sistema cerebrointestinal que actúa como centro emocional). Por otra parte, ¡tal vez ese dolor en la pierna que sentiste en el avión se debió a que llevabas seis horas sentado, no a un coágulo de sangre! No todas las sensaciones físicas indican que existe un problema de salud grave.

Lectura del pensamiento. Crees que los demás piensan cosas negativas sobre ti sin tan siquiera preguntarles. «Sabes» lo que hay en la mente de otras personas aunque no tengas pruebas de ello. Ejemplos: «No le gusto», «Todos piensan que estoy fingiendo».

¿Te resultan familiares pensamientos como estos?   Sí   No
Indica una ocasión en la que «leíste la mente» de alguien:

_____

¿Es útil o **perjudicial** este pensamiento? (Rodea con un círculo una de las dos palabras).
¿Cómo te hace sentir este pensamiento?

_____

Este pensamiento es una trampa porque aunque sería asombroso que pudieses leer las mentes, lo más probable es que no tengas este superpoder (¡lo siento!). ¿Quieres probarlo? Pídele a alguien que piense un número entre el cero y el cien y trata de adivinar cuál es en el primer intento. Si no puedes hacerlo, esto significa que *no puedes leer las mentes*. La única forma de saber lo que piensan otras personas es preguntándoles. Suponer que los demás tienen malos pensamientos acerca de ti garantiza que experimentarás ansiedad, enojo y malestar.

Adivinación. Crees que puedes ver el futuro y predecir que las cosas irán mal. Antes de un procedimiento médico, piensas: «Esto va a ser un desastre». Si estás enfermo o vives con dolor, tienes pensamientos del estilo «nada puede ayudarme», «este tratamiento no funcionará» o «solo me espera más dolor en el futuro».

¿Te resultan familiares pensamientos como estos?   Sí   No
Indica una ocasión en la que has intentado predecir el futuro:

_____

¿Es útil o **perjudicial** este pensamiento? (Rodea con un círculo una de las dos palabras).
¿Cómo te hace sentir este pensamiento?

_____

Este pensamiento es una trampa porque... ¡Espera! ¿Puedes predecir el futuro? ¡Qué bien, nos vamos a hacer ricos! Rápido, ¿cuáles son los números ganadores de la lotería de la próxima semana?... ¿Qué? ¿No lo sabes? [Suspiro]. Bueno, supongo que esto significa que no puedes predecir el futuro. Si estás enfermo o eres presa del dolor, predecir un futuro negativo y lleno de dolor solo te hará sentir con ansiedad, deprimido y desesperanzado. (Si realmente puedes predecir el futuro, llámame, por favor).

Permanencia. La permanencia es un tipo de adivinación. Crees que las cosas son permanentes y que siempre serán como son ahora mismo. Pensamientos que caen dentro de esta categoría son los del tipo «mi dolor nunca desaparecerá» o «nunca estaré mejor».

¿Te resultan familiares pensamientos como estos?   Sí   No
Escribe pensamientos de permanencia que hayas tenido:

_____

¿Son útiles o **perjudiciales** estos pensamientos? (Rodea con un círculo una de las dos palabras).
¿Cómo te hacen sentir estos pensamientos?

_____

Estos pensamientos son una trampa porque a los seres humanos se nos da muy bien creer que *ahora* es sinónimo de *para siempre*. Pero lo único cierto en la vida es que las cosas están cambiando constantemente. Ya que el dolor está cambiando todo el tiempo, ¿por qué no podría hacerlo para mejor? E incluso si el dolor siguiese estando ahí, ¿estás seguro de que no podrías mejorar tu forma de gestionarlo? Creer que el dolor y el sufrimiento son permanentes y están más allá de tu capacidad de tolerarlos puede llevarte a la depresión, la ansiedad, la desesperanza e incluso a tener pensamientos suicidas. ¡Recuerda que no puedes predecir el futuro!

Catastrofismo. El catastrofismo tiene lugar cuando la voz del dolor magnifica o exagera la gravedad del dolor y los síntomas o la amenaza que suponen, lo que conduce a sentimientos de impotencia y desesperanza. Estos pensamientos pueden repetirse constantemente y pueden hacerte creer que lo peor que *podría* suceder *va a* suceder. Por ejemplo, podrías despertarte con dolor y tener pensamientos del tipo «este dolor insoportable no va a terminar nunca; está arruinando mi vida»; «llevo todo el mes con dolor, lo que significa que estoy cada vez peor», o «¡no aguanto más esto!; una vida llena de dolor no vale la pena».

¿Te resultan familiares pensamientos como estos?   Sí   No
Anota dos de tus pensamientos catastróficos:

1. _____

2. _____

¿Son útiles o **perjudiciales** estos pensamientos? (Rodea con un círculo una de las dos palabras).

¿Cómo te hacen sentir estos pensamientos?

Los pensamientos catastróficos son peligrosos porque desencadenan estrés y miedo. La ciencia de la probabilidad nos dice que el peor resultado posible no es el más probable; de hecho, es altamente *improbable*. Los pensamientos catastróficos pueden manifestarse como rumiación (pensar constantemente los mismos pensamientos una y otra vez), exageración (sobredimensionar la amenaza de que algo muy grave pueda suceder o predecir la *peor versión posible* del futuro) e impotencia. Los estudios al respecto muestran que el catastrofismo no solo contribuye a grados elevados de dolor y angustia, sino que también aumenta la probabilidad de que el dolor persista durante un período de tiempo prolongado. Si tienes pensamientos catastróficos, es más probable que evites la actividad, te retraigas y te aísles, lo cual solo hace que el dolor empeore.

Dolor = Daño. Es la creencia de que todo dolor refleja con precisión un daño tisular, incluso no habiendo indicios concretos de daño corporal. Es la creencia de que el dolor es la forma que tiene el cuerpo de decir que está sufriendo un daño, aunque esto podría no ser así. Esta creencia se plasma en pensamientos de este tipo: «Cuando muevo la espalda me duele; por lo tanto, moverme no me va bien»; «Salir a caminar con dolor de cabeza me perjudica», o «Mi cuerpo está en peligro, así que debo protegerlo quedándome en casa».

¿Te resultan familiares pensamientos como estos?   Sí   No

Indica una ocasión en la que hayas creído que *dolor* equivale a *daño*:

¿Es útil o **perjudicial** este pensamiento? (Rodea con un círculo una de las dos palabras).
¿Cómo te hace sentir este pensamiento?

_____

Este pensamiento es una trampa porque *dolor* y *daño* no son lo mismo. Es fácil creer que el dolor es un indicador preciso de daño en los tejidos, pero no lo es. A veces, el cerebro genera dolor para protegernos cuando en realidad no necesitamos protección. Por supuesto, hay momentos en los que el dolor —especialmente el dolor agudo, a corto plazo— indica la existencia de un daño corporal y requiere que actuemos enseguida. Pero el dolor crónico a menudo es una falsa alarma generada por un sistema del dolor que está demasiado alerta y es hipersensible. De hecho, ¡el movimiento y el ejercicio son componentes fundamentales del tratamiento del dolor crónico! La actividad y la estimulación desensibilizan el cerebro y el resto del cuerpo, y ayudan a superar el dolor.

Etiquetación. En la etiquetación, dices de ti algo negativo o te pones una etiqueta. Por ejemplo, en lugar de decir «cometí un error», piensas «soy un idiota». Puedes llamarte «feo», «estúpido» o «gordo». Si no has podido hacer mucho últimamente, tal vez pienses que eres «perezoso». Las personas que viven con dolor o una enfermedad a veces piensan que no tienen remedio.

¿Te resultan familiares pensamientos como estos?   Sí   No
Escribe dos etiquetas o calificativos que te hayas dedicado recientemente:

1. _____

2. _____

¿Son útiles o **perjudiciales** estos pensamientos? (Rodea con un círculo una de las dos palabras).
¿Cómo te hacen sentir estos pensamientos?

_____

Estos pensamientos son una trampa porque ponerte calificativos negativos solo te hace sentir mal contigo mismo. Cuando la autoestima se derrumba, el estado de ánimo empeora, la ansiedad aumenta y el volumen del dolor se intensifica. Sé amoroso y amable contigo mismo... ¡Estar enfermo y con dolor ya es lo suficientemente difícil!

Sesgo biomédico. Esta trampa mental consiste en buscar exclusivamente explicaciones y tratamientos biomédicos y no tener en cuenta los factores cognitivos, emocionales, sociales y contextuales. Crees que tu dolor requiere una búsqueda constante e ininterrumpida de respuestas y diagnósticos médicos aunque haga años que te estén haciendo pruebas y estés probando con soluciones médicas. Esta postura está asociada a pensamientos de este estilo: «No mejoraré hasta que tenga una explicación médica para la causa de mi dolor», «Los médicos no se enteran: yo sé que tengo la espalda lesionada», o «Las únicas soluciones posibles para mi dolor son píldoras y procedimientos médicos».

¿Te resultan familiares pensamientos como estos?   Sí   No
¿Cuáles son tus sesgos biomédicos?

1. _____

2. _____

¿Son útiles o **perjudiciales** estos pensamientos? (Rodea con un círculo una de las dos palabras).

¿Cómo te hacen sentir estos pensamientos?

_____

Es importante buscar soluciones biomédicas para el dolor y la enfermedad, y espero que hayas encontrado unos profesionales excelentes y herramientas que te hayan ayudado. Sin embargo, estos pensamientos son una trampa porque *no todas las respuestas al dolor se encuentran en el terreno biomédico*. El dolor crónico es de naturaleza biopsicosocial, es decir, es el producto de factores biológicos, psicológicos y sociales que generan y mantienen un ciclo de sufrimiento. Buscar siempre explicaciones y tratamientos de carácter biomédico exclusivamente te mantiene atrapado en un ciclo de ansiedad y decepción cuando el dolor no se resuelve. El dolor crónico no está en el cuerpo solamente; también está en *la mente*. Tratar eficazmente el dolor crónico requiere abordar todas las partes de lo biopsicosocial, lo cual incluye los pensamientos, las emociones y los comportamientos de afrontamiento.

Impotencia. Crees que las cosas te suceden sin más y que no tienes control sobre la vida o los sucesos. Crees que tu dolor está controlado por fuerzas externas exclusivamente, que eres completamente impotente frente a él y que las soluciones solo pueden proceder del exterior. Aquí tienes algunos ejemplos de pensamientos que reflejan esta postura: «No tengo ningún control sobre mi dolor; el dolor decide lo que hago y lo que no hago», «Solo puedo controlar el dolor si tomo algo con este fin», o «Solo mis médicos pueden ayudarme».

¿Te resultan familiares pensamientos como estos?   Sí   No
Escribe pensamientos de impotencia que hayas tenido:

_____

¿Son útiles o **perjudiciales** estos pensamientos? (Rodea con un círculo una de las dos palabras).
¿Cómo te hacen sentir estos pensamientos?

Estos pensamientos son la forma en que la voz del dolor te arrebata el control. ¡Mientras te sientas impotente e indefenso, el dolor se encargará de todo! Los estudios muestran que tener un *locus de control externo* (creer que el dolor y otros sucesos están controlados por fuerzas externas como los profesionales de la salud, la suerte o el destino) está asociado con peores resultados en cuanto a la salud, unos tratamientos menos exitosos, un estrés elevado y un mayor dolor, mientras que tener un *locus de control interno* (creer en el propio poder y autoeficacia) está asociado con una mejor salud, unos tratamientos más eficaces, una menor ansiedad, menos dolor y un menor grado de incapacidad. Si te sientes impotente, es más probable que te rindas. Si crees en tu propio poder, reunirás tu fuerza interna y utilizarás tus recursos (¡como los que se presentan en este libro!) para cambiar tu dolor.

Razonamiento emocional. El razonamiento emocional se da cuando confundimos los pensamientos y las emociones con los hechos. Aquí tienes un par de pensamientos que pertenecen a esta categoría: «Tengo ansiedad y estoy preocupado, así que tiene que estar ocurriendo algo malo» o «Me siento desesperanzado; por lo tanto, no hay ninguna solución».

¿Te resultan familiares pensamientos como estos?   Sí   No
Indica una ocasión en la que hayas acudido al razonamiento emocional:

¿Es útil o **perjudicial** este pensamiento? (Rodea con un círculo una de las dos palabras).
¿Cómo te hace sentir este pensamiento?

Tus emociones son reales y válidas. Sin embargo, las emociones y los pensamientos no son hechos. Puedes sentirte desesperanzado y, en consecuencia, tener pensamientos de desesperanza, pero *esto no significa que toda esperanza esté realmente perdida*. Es importante no confundir las emociones con los hechos. En realidad, no hay ninguna prueba de que tu dolor o tu vida no tengan remedio.

Paso 2. Cuestiona la voz del dolor haciendo preguntas de detective

Una vez que has tomado conciencia de un pensamiento negativo, ¿cómo puedes determinar si es una trampa o si dice la verdad? Respuesta: tienes que cuestionar la voz del dolor, ponerla a prueba. Si no dejas de aceptar los pensamientos negativos como hechos, el volumen del dolor se mantendrá alto. Por lo tanto, evalúa hasta qué punto dicen la verdad utilizando las preguntas de detective que encontrarás más adelante. Estas preguntas, de carácter lógico y basadas en los hechos, te ayudarán a acceder a tu voz sabia, la voz amable y tranquila que conoce la verdad. En el momento en que reconoces que un pensamiento es una trampa, pasas a tener el poder de cambiarlo. Así es como aplicó Cristian las preguntas de detective para detectar y cuestionar su voz del dolor:

La historia de Cristian

Después de tener un accidente que le había impedido ir a trabajar durante la mayor parte del año, a Cristian le preocupaba la posibilidad de perder el empleo. Con el paso del tiempo, su jefe se fue mostrando cada vez más descontento, y la preocupación de Cristian fue aumentando. Se sentía abrumado y comenzó a tener ataques de ansiedad. En un momento dado, comenzó a seguir la terapia cognitivo-conductual (TCC) y aprendió estrategias cognitivas para que lo ayudasen a gestionar el dolor y la ansiedad. Después de escribir los pensamientos de su voz del dolor, comenzó a reconocerlos en su mente. Su voz del dolor era un acosador abusivo que bebía cerveza al que llamó Paul. Paul, la voz del dolor, llevaba una camiseta sucia manchada de cerveza, olía mal y criticaba constantemente a Cristian. La voz de Paul se parecía mucho a la del padre de Cristian. Cristian advirtió que a veces se creía estos pensamientos negativos y quedaba atrapado por ellos. El pensamiento que más lo atormentaba era este: «He faltado tanto al trabajo que me van a despedir, nunca volveré a trabajar y tendré que vivir en la calle». Este pensamiento le parecía verdadero, pero era perjudicial y lo hacía sentir muy mal. Al darse cuenta de que era un pensamiento trampa de los que pretenden saber cómo será el futuro, Cristian pudo reconocer a Paul –la voz del dolor, que intentaba hacer que siguiese sintiéndose desdichado y con ansiedad– y cuestionar esta afirmación.

Cristian utilizó las siguientes **preguntas de detective** para determinar si esta predicción se correspondía con la realidad o era una trampa.

Pensamiento: He faltado tanto al trabajo que me van a despedir, nunca volveré a trabajar y tendré que vivir en la calle.

Preguntas de detective:

¿Es un hecho? (Nota: Un hecho significa que lo expresado es indiscutible y absolutamente cierto).

No, no es un hecho que vaya a perder el empleo y a quedarme sin hogar.

¿Estás prediciendo sucesos negativos?

Sí, esto es una predicción. Pero como no puedo adivinar el futuro, este pensamiento es una trampa.

¿Estás usando palabras de sobregeneralización (*todo/nada*, *todos/nadie*, *siempre/nunca/para siempre*, *lo mejor/lo peor*)?

Nunca es una palabra de sobregeneralización. Este pensamiento es una trampa.

¿Qué pruebas o indicios tienes de que esto podría no ser cierto?

Mi hermano perdió el empleo el año pasado y no está sin hogar. Las personas pierden empleos todo el tiempo y encuentran nuevos, incluidas las personas que viven con dolor.

¿Qué ha sucedido en el pasado?

Me han despedido de cuatro empleos por lo menos en mi vida y aún no estoy en la calle.

¿Cuál es la probabilidad de que realmente tenga lugar este suceso indeseable? (Intenta dar un porcentaje; por ejemplo, 1% = 1/100).

En términos porcentuales, la probabilidad de que me quede sin hogar y nunca vuelva a trabajar es cero, seguramente. Si optara a cien empleos, incluidos algunos para los que estoy sobrecualificado, sin duda conseguiría uno de ellos.

¿Qué otras cosas, neutras o positivas, podrían ocurrir en esta situación además de lo que estás prediciendo?

Neutras: tal vez no pase nada. Es posible que no me despidan. O, si lo hacen, podría encontrar un trabajo similar con un sueldo similar y seguir viviendo mi vida como hasta ahora, más o menos.

Positivas: esto podría ser una bendición encubierta. De todos modos, no me gusta este trabajo. Podría encontrar uno mejor con un salario más alto y un jefe mejor.

¿Cuál es el peor escenario posible? ¿Podrías salir adelante?

El peor escenario sería perder este empleo y no poder encontrar otro durante mucho tiempo. La situación sería difícil, pero no acabaría conmigo. Sobreviviría. Le pediría ayuda a mi hermana, buscaría recursos en línea, enviaría correos electrónicos a las personas de mi lista de contactos en busca de oportunidades y no me rendiría. Por lo tanto, sí, podría salir adelante.

¿Qué le dirías a un amigo íntimo o a un familiar que te expresara esta preocupación?

Le diría: «Tu accidente y sus consecuencias han sido terribles. El dolor ha interferido en tu vida sin lugar a dudas. Tiene sentido que estés preocupado por la posibilidad de perder el empleo y quedarte en la ruina. Estos temores son legítimos. Sé que ha sido difícil para ti pasar de tener un buen trabajo a apenas trabajar. Pero esta lesión no ha cambiado la persona que eres: sigues siendo alguien inteligente, competente y capaz. Si quieres conseguir otro empleo, lo harás. Ya lo has hecho antes y puedes hacerlo de nuevo. Cuentas con un sistema de apoyo y no estás solo. Tu preocupación es comprensible, pero no se corresponde con un hecho. ¡No dejes que Paul, la voz del dolor, te deprima!».

Ahora es tu turno. Elige un pensamiento trampa o un pensamiento de la voz del dolor y escríbelo en el espacio que sigue. Cuestiona este pensamiento utilizando las preguntas de detective. Determina por qué este pensamiento es defectuoso e intenta demostrar que es una trampa y no dice la verdad.

Tu pensamiento negativo: _____

_____

Preguntas de detective:

¿Es un hecho? (Nota: Un hecho significa que lo expresado es indiscutible y absolutamente cierto).

_____

_____

¿Estás prediciendo sucesos negativos?

_____

¿Estás usando palabras de sobregeneralización (*todo/nada*, *todos/nadie*, *siempre/nunca/para siempre*, *lo mejor/lo peor*)?

_____

¿Qué pruebas o indicios tienes de que esto podría no ser cierto?

_____

_____

_____

¿Qué ha sucedido en el pasado?

_____

_____

_____

¿Cuál es la probabilidad de que realmente tenga lugar este suceso indeseable? Intenta dar un porcentaje. (Recordatorio: 1% = 1/100. Esto significa que de cada cien casos, la consecuencia terrible que estás prediciendo ocurre una vez. Por ejemplo, si predices que hay un uno por ciento de probabilidades de que tu avión se estrelle, esto significa que de cada cien aviones que despegan en todo el mundo cada día, uno se estrella).

_____

_____

_____

¿Qué otras cosas, neutras o positivas, podrían ocurrir en esta situación además de lo que estás prediciendo?

_____

_____

_____

¿Cuál es el peor escenario posible? ¿Podrías salir adelante?

_____

_____

_____

¿Qué le dirías a un amigo íntimo o a un familiar que te expresara esta preocupación?

_____

_____

_____

Conclusión

El dolor quiere tu poder. Una de las formas en que intenta arrebatártelo es dominando tus pensamientos y apropiándose de tu mente. No se lo permitas. Puesto que los pensamientos negativos, catastróficos y distorsionados incrementan el grado de dolor, es importante que tomes el control de tu monólogo interior. Al aprender a reconocer la voz del dolor y comenzar a cuestionarla, empiezas a recuperar tu poder. El siguiente paso es fortalecer tu voz sabia interna y empoderarla (esta voz es la parte tranquila, centrada y lógica de ti que lucha contra el dolor y te ayuda a sentirte mejor en lugar de peor). Pero ¿cómo hacerlo? En el próximo capítulo nos extenderemos en el paso 3: cambiar la manera de pensar para transformar el dolor.

CAPÍTULO 6

Estrategias cognitivas: el dolor y tu cerebro

En el capítulo anterior vimos las muchas formas en que afectan al dolor los pensamientos. Tomaste conciencia de los pensamientos perjudiciales y distorsionados generados por la voz del dolor que hacen que sigas sintiéndote atrapado, desesperanzado y derrotado. Atrapaste la voz del dolor (paso 1) y aprendiste a cuestionarla y demostrar que está equivocada usando preguntas de detective (paso 2). El paso siguiente, el tercero, consiste en utilizar estrategias cognitivas para transformar completamente la voz del dolor en otra voz. En este capítulo aprenderás a conectar con tu voz sabia, a dar respuestas basadas en hechos y útiles frente a la voz del dolor, y a utilizar pensamientos de afrontamiento para protegerte y defenderte. También aprenderás a usar la compasión hacia ti mismo como herramienta para el bienestar. ¡Estas estrategias pueden cambiar tu cerebro y, con ello, tu dolor!

Paso 3. Cambiar la voz del dolor

Bajar el volumen del dolor significa tener el control sobre lo que piensas y cuándo lo piensas; deberás determinar qué pensamientos aceptas y cuáles descartas. Utiliza las técnicas cognitivas que se ofrecen en este capítulo para transformar tus pensamientos, emociones, habilidades de afrontamiento y sensaciones físicas mientras avanzas por el camino que conduce a la salud.

Hacer el seguimiento de los pensamientos

Para contrarrestar la voz del dolor, comienza a hacer un seguimiento de tus pensamientos. Primero, anota tus pensamientos negativos y críticos cada vez que oigas uno. Observa si estos pensamientos son útiles o perjudiciales, si dicen la verdad o si son una trampa. A continuación, escribe las respuestas a las preguntas de detective; estas serán las respuestas de tu voz sabia. Las respuestas de la voz sabia deben incluir argumentos que puedan probar que la voz del dolor está equivocada. Al final de esta actividad, tendrás una respuesta de la voz sabia «lista para el combate», una respuesta con la que podrás contraatacar cada vez que oigas la voz del dolor. Tu voz sabia se fortalecerá cada vez que la utilices, y tu voz del dolor se debilitará cada vez que la desafíes.

Registro de la voz del dolor

Situación	Voz del dolor	¿Útil o perjudicial?	Trampa o verdad	Voz sabia
Retomar el trabajo después de estar un mes fuera	Mi jefe está enojado con mis ausencias y criticará todo lo que haga. Me voy a estresar, mi espalda tendrá espasmos y tendré que irme a casa. Esto será terrible.	Perjudicial	Trampa	No puedo predecir el futuro ni leer las mentes. Mi jefe no criticará todo lo que haga: puede tener una actitud negativa, pero puedo manejar eso. He aguantado su actitud durante tres años ¡y he pasado por cosas peores! Volver al trabajo quizá no sea tan malo. Si tengo dolor, sé cómo debo proceder: tengo que hacer una pausa, usar una almohadilla térmica, hacer estiramientos y distraerme.
Recrudecimiento del dolor	¡No puedo con esto!	Perjudicial	Trampa	Esta predicción negativa no es un hecho. He tenido ochenta crisis de dolor este año solamente, y he lidiado con todas ellas. He demostrado que soy fuerte y resiliente. Hay un 0 % de probabilidades de que no pueda manejar esto.

Registro de tu voz del dolor

Situación	Voz del dolor	¿Útil o perjudicial?	Trampa o verdad	Voz sabia

Pensar en gris

La voz del dolor y la voz de la enfermedad adoran hablar en términos de o blanco o negro, lo cual constituye una trampa mental. Por ejemplo, es fácil que pienses que tener dolor o estar enfermo significa que no puedes hacer *nada*, mientras que estar sin dolor significa que puedes hacerlo *todo*. Estos pensamientos exagerados y extremos limitan tu capacidad de gestionar el dolor y vivir tu vida.

Una manera de hacer frente a estos pensamientos difíciles es plantearnos qué sucede cuando mezclamos el negro (nada) y el blanco (todo): que obtenemos el *gris*. De hecho, la mayor parte de la vida se vive entre el negro y el blanco, en diversos tonos de gris. Cuando te des cuenta de que estás pensando de forma extrema, intenta «pensar en gris» e imagina posibilidades en el punto intermedio. Si los días de dolor extremadamente intenso significan ausencia de actividad y los días de dolor extremadamente leve significan mucha actividad, ¿qué opciones hay en el medio para los días en que experimentas *algo* de dolor?

Aquí tienes un ejemplo:

Pensamiento negro	Pensamiento blanco	Pensamiento gris
Cuando estoy con dolor, no puedo hacer nada.	Cuando estoy sin dolor, lo puedo hacer todo.	Los días en que tengo algo de dolor puedo hacer algunas cosas.
No puedo trabajar; tengo que quedarme en casa.	Trabajo a jornada completa todos los días.	Trabajo a media jornada.
Dejo de tocar el chelo.	Toco el chelo cada tarde durante dos horas.	Toco el chelo durante diez minutos los lunes, los miércoles y los viernes.
No salgo a caminar.	Camino ocho kilómetros cada fin de semana.	Camino durante quince minutos los sábados por la mañana.
No veo amigos.	Veo amigos con regularidad.	Este fin de semana invitaré a un amigo a ver una película de zombis.

El pensamiento gris de Marjorie

Marjorie era bailarina. Llevaba bailando desde que era niña, pertenecía a un equipo de baile y participaba regularmente en competiciones regionales. Pero dejó de bailar cuando le diagnosticaron una enfermedad neuromuscular que afectaba a su coordinación, su equilibrio y su fuerza física. También daba lugar a episodios de dolor intenso, en las piernas sobre todo. Cuando hacía meses que se estaba tratando con medicamentos y fisioterapia, su equilibrio y su coordinación mejoraron lo suficiente como para que sus médicos le permitieran comenzar a bailar de nuevo, progresivamente. Pero Marjorie tenía miedo de que sus síntomas empeoraran si estaba activa; creía que necesitaba seguir descansando. No había ido a ensayar ni había visto a su equipo de baile desde que había recibido el diagnóstico, porque le resultaba demasiado difícil ver competir a sus compañeros sin ella. En los días malos, se acurrucaba en el sofá con sus gatos y se pasaba horas viendo la tele. Se sentía desdichada. Cuanto más tiempo pasaba, más bajas estaban su energía y su motivación.

Cuando Marjorie conoció la práctica de «pensar en gris», se dio cuenta de que la voz del dolor le decía que nunca volvería a bailar y que debería dejarlo. Su pensamiento en blanco y negro era: «Cuando tengo síntomas, no puedo bailar en absoluto, pero cuando no tengo síntomas, puedo bailar todos los días». Elaboró un plan para intentar bailar durante diez minutos los días en que tenía algunos síntomas.

Un lunes se despertó cansada, con dolor y con miedo. Se planteó la posibilidad de saltarse el baile como de costumbre, pero se recordó a sí misma que «un día con algunos síntomas significa que puedo hacer algunas cosas». Se puso la ropa de baile y realizó ejercicios de calentamiento durante diez minutos, agarrándose a una barra para apoyarse. No estaba en forma y tenía algo de dolor, pero le resultó agradable ponerse los zapatos de baile, le pareció genial estirar y mover el cuerpo, y fue maravilloso descubrir que no tenía que renunciar a su amor por el baile por el solo hecho de tener una enfermedad neuromuscular. Se sintió tan animada que decidió volver a bailar al día siguiente.

Practica pensar en gris utilizando la tabla siguiente. Anota tus pensamientos en blanco y negro y los niveles de actividad correspondientes. A continuación, piensa en cómo puedes actuar en gris los días en que tienes algunos síntomas. Piensa en varias categorías, como trabajo, aficiones, vida social, ejercicio y actividades de la vida diaria (como hacer la colada, cocinar o cortar el césped). Toma en consideración todos los tonos de gris: es posible que tengas un día en que el dolor sea entre moderado y fuerte (gris oscuro) y ello te permita realizar un poco menos de actividad y un día en que el dolor sea entre leve y moderado (gris claro) y puedas estar un poco más activo. Utiliza unidades de tiempo y otras medidas para establecer metas específicas, realistas y alcanzables en cuanto a la actividad. Por ejemplo, una meta si tu dolor es entre leve y moderado podría ser bailar durante quince minutos cuatro días esta semana a las seis de la tarde.

Piensa en gris

Negro	Gris oscuro	Gris claro	Blanco
Si el dolor es intenso, no puedo hacer nada.	Si el dolor es entre moderado e intenso, puedo hacer algunas cosas.	Si el dolor es entre leve y moderado, puedo hacer algunas cosas.	Si no tengo nada de dolor, puedo hacerlo todo.
Si el dolor es intenso esta semana, no puedo bailar en absoluto.	Si el dolor es entre moderado e intenso, bailaré durante cinco minutos tres días esta semana (lun., miérc., vier.) a las seis de la tarde.	Si el dolor es entre leve y moderado, bailaré durante quince minutos cuatro días esta semana (lun., miérc., vier., dom.) a las seis de la tarde.	Si no tengo nada de dolor esta semana, bailaré cada día después del trabajo durante treinta minutos.

Los «y si...»

Todos conocemos los «y si...»: «¿Y si las cosas salen terriblemente mal?», «¿Y si esta operación falla?», «¿Y si nunca puedo volver a caminar?», «¿Y si mi dolor empeora?». Como probablemente habrás adivinado, los pensamientos del tipo «y si...» pertenecen a tu voz del dolor, que provoca ansiedad y anticipa catástrofes. Una forma de combatirlos es plantear el «y si...» contrario. Es decir, se trata de plantear el mismo «y si...» pero formular un resultado opuesto, incluso si suena inverosímil. Recuerda que si es posible un resultado terriblemente negativo, como la voz del dolor quiere que creas, también es posible un resultado positivo.

Ejemplo: ¿Y si esto sale mal?

Opuesto: ¿Y si esto sale mejor de lo que jamás imaginé?

Ejemplo: ¿Y si intento caminar y me caigo?

Opuesto: ¿Y si intento caminar y tengo éxito, y me demuestro a mí mismo y le demuestro al mundo que puedo hacerlo?

Observa que no estás *prediciendo* un resultado positivo ni suponiendo que todo saldrá de maravilla; solo te estás preguntando si un resultado positivo opuesto es posible y estás visualizando cuál podría ser. Esta práctica le brinda a tu cerebro la oportunidad de imaginar este resultado como una realidad. Imaginar y ensayar mentalmente un resultado puede cambiar las vías neuronales, aumentar la motivación y la intención, y hacer que este resultado sea más probable. Contrarrestar los «y si...» negativos también puede elevar tu estado de ánimo e inspirarte esperanza. Pruébalo con la ayuda de la tabla siguiente, en la que tomarás nota de cómo te hace sentir cada pensamiento.

Seguimiento de los «y si...»

Pensamiento «y si...»	¿Cómo te hace sentir este pensamiento?	Pensamiento «y si...» opuesto	¿Cómo te hace sentir este pensamiento?
¿Y si este programa de tratamiento falla?	Con ansiedad, abrumado, desanimado.	¿Y si este programa de tratamiento me va bien y me ayuda a sentirme mejor?	Optimista, esperanzado, motivado.

Pensamientos de afrontamiento

Así como los pensamientos negativos te desalientan y hacen que los síntomas parezcan más graves, los *pensamientos de afrontamiento* pueden ayudarte a sentirte mejor. Los pensamientos de afrontamiento son declaraciones reconfortantes, alentadoras y tranquilizadoras que te ayudan a afrontar el día, a alcanzar metas y a gestionar el dolor para que puedas desenvolverte. Provienen de tu voz sabia, que es útil y amable, y le dicen a tu cerebro que todo tu cuerpo está a salvo. Los pensamientos de afrontamiento ayudan a romper el ciclo del estrés y el dolor, desactivan la respuesta de lucha o huida y bajan el volumen del dolor. Estos pensamientos son útiles cuando la voz del dolor se pone a gritar, como cuando tienes una cita con el médico, una fecha de entrega límite o una crisis de dolor. Tan pronto como te sientas estresado, con ansiedad o enojado, y comiences a oír pensamientos negativos e inútiles, haz una pausa, respira y dile a la voz del dolor: «¡ALTO!». Imagina una señal de *stop* roja o una luz roja intermitente. A continuación, utiliza un pensamiento de afrontamiento. Los pensamientos de afrontamiento suenan así:

- He tenido cientos de crisis de dolor y días malos en mi vida y he salido adelante *en todos los casos*. En esta ocasión también saldré adelante.
- Estoy al mando de mi cuerpo y mi mente. Puedo ayudarme a mí mismo a sanar.
- Me distraeré con un programa de televisión/un juego/mi perro/un amigo durante veinte minutos, a ver si esto me ayuda.
- Sé cómo lidiar con esto.
- Todas las sensaciones son temporales. ¡Esto también pasará!
- Todo estará bien. Yo estaré bien.
- Puedo acudir a mi plan de autoapaciguamiento y a otras técnicas de este manual para bajar el volumen del dolor.

- No estoy solo. Tengo amigos, a mi familia, a mi comunidad y grupos de apoyo en línea que me ayudarán a pasar por esto.
- Lo estoy haciendo lo mejor que puedo. Estoy trabajando en mejorar cada día.
- Soy fuerte. Puedo superar esto.
- Solo respiro.

Indica cinco mensajes reconfortantes y tranquilizadores que puedes darte cuando estás con ansiedad, con dolor u oyendo la voz del dolor. Puedes usar los pensamientos de afrontamiento de la lista anterior, idear los tuyos propios o imaginar las palabras dulces y reconfortantes que dirías a amigos a los que quieres o a miembros de tu familia.

1. _____

2. _____

3. _____

4. _____

5. _____

Pon una copia de tus pensamientos de afrontamiento en el espejo del baño, en una pared de tu dormitorio y en la puerta de la nevera. Practícalos a diario para que acaben por resultarte tan familiares como tus pensamientos de preocupación. Así como tu voz del dolor se volvió muy fuerte gracias a un uso frecuente, tu voz sabia también necesita tener la oportunidad de fortalecerse. Cuanto más la uses, más fuerte se volverá, ¡hasta que suene lo bastante alto como para imponerse a la voz del dolor!

Sanar mediante la compasión

La *compasión* es el acto de ser amoroso, amable y empático. La compasión hacia uno mismo consiste en dirigir hacia ti esta empatía amorosa. Puede sonar simple, pero puede ser muy difícil de hacer, especialmente para aquellos de nosotros que albergamos en nuestro interior un acosador o un crítico, o una voz del dolor, que hablan muy fuerte (¡te estoy hablando a ti, terrible Beasley!). Un truco para practicar la compasión hacia uno mismo es pensar en la persona más amable, considerada y compasiva que haya en nuestra vida e invitarla a que esté en nuestra mente.

¿Quién es la persona más amable, atenta y compasiva que forma parte de tu vida? En mi caso, es una amiga de la infancia, Amanda. Amanda siempre dice las palabras más amables, solidarias y amorosas, sea cual sea la situación. Perdona mis errores y acepta mis imperfecciones. Milagrosamente, puede conectar con sentimientos de empatía y cuidado incluso cuando ella misma está estresada. Amanda se ha convertido en la personificación de mi voz interior compasiva, la voz amorosa y dulce que hay en mi cabeza que me anima e incentiva cuando me siento enferma, triste o desmotivada, o cuando siento el impulso de criticarme y maltratarme.

Hay estudios que han revelado que practicar la compasión hacia uno mismo puede reducir el estrés, ser un factor de protección contra la aparición de la depresión y la ansiedad, mitigar el pensamiento negativo, aumentar la resiliencia psicológica frente al dolor y la enfermedad, e incluso mejorar la calidad de vida de las personas que viven con problemas de salud. Quienes son compasivos consigo mismos también tienden a tener más comportamientos que promueven la salud; por ejemplo, hacen ejercicio y comen bien. Esta es una de las razones por las que este tipo de compasión está asociada a una mejor salud física y menos síntomas físicos.

Sorprendentemente, cambiar la voz interior negativa por otra amorosa y bondadosa puede afectar a la manera en que nos sentimos *físicamente*. Los expertos en dolor y salud están de acuerdo en que la compasión hacia uno mismo no solo puede cambiar el estado de ánimo, sino también el estado de salud.

Cómo proceder

Para hacer este ejercicio, imagina a tu amigo o familiar más compasivo. Recuerda lo que dice y haz una lista de sus mensajes amables y empáticos. En momentos de dolor, autocrítica o sufrimiento, invítalo a tu mente. Imagina su rostro y su tono de voz, y date a ti mismo estos mismos mensajes compasivos, tal como lo haría él o ella. Otra opción sería traer a la mente un amigo o familiar que lo esté pasando mal y pensar qué le dirías. A continuación, reemplaza tus pensamientos críticos y negativos por afirmaciones compasivas llenas de amabilidad, empatía y amor hacia ti mismo. Al principio podría parecerte extraño dirigirte a ti en términos amables. De hecho, es habitual tener esta impresión. La razón de ello es que estamos acostumbrados a oír nuestra voz del dolor y a nuestro crítico interior, que hablan fuerte y con rudeza. Prueba a sintonizar otra emisora, la de la compasión. Es importante que cuides de ti mismo de la misma manera en que lo harían tus amigos y familiares, o mejor. Te mereces toda la ternura que puedas recibir.

¿Quién es tu amigo o familiar más compasivo?

_____

Escribe tres cosas que podría decirte esta persona si fueses desdichado o estuvieras sintiendo dolor.

Ejemplos:

1. Cariño, lamento mucho que estés teniendo un día tan difícil. Has estado sufriendo y no mereces esto.

2. Sé que estás sintiendo mucho dolor y quiero que sepas que estoy a tu disposición. ¿Qué puedo hacer para ayudarte a sentirte mejor?

3. Pase lo que pase, estoy contigo. Nunca estás solo.

Tus ejemplos:

1. _____

2. _____

3. _____

Piensa en alguien que te importe que esté sufriendo. Apunta su nombre:

_____

Piensa tres cosas que le has dicho o le dirías a esta persona para mostrarle compasión y aliviar su sufrimiento:

1. _____

2. _____

3. _____

Ahora, reserva cinco minutos y apaga tus pantallas. Ponte frente a un espejo con esta página. Lee en voz alta los mensajes compasivos que les has dado a tus seres queridos y los que ellos te han ofrecido. Mientras te miras en el espejo, deja que estos mensajes calen en ti.

¿Cómo te ha hecho sentir esta práctica? Anota las reacciones físicas y emocionales que has experimentado:

_____

_____

Escribe tres situaciones (sucesos desencadenantes) en las que oigas la voz del dolor o a tu crítico interior. Necesitarás acudir a tu voz compasiva en estos casos.

Ejemplos:

1. Al mirarme en el espejo mientras me visto.

2. Durante un episodio de dolor intenso.

3. Después de tener una conversación con mi madre.

Tus ejemplos:

1. _____

2. _____

3. _____

Prepárate para futuros sucesos desencadenantes practicando la voz compasiva. Escribe lo que dice esta voz una vez al día y luego ensaya frente al espejo. Para ampliar tu lista de declaraciones compasivas, anota los mensajes constructivos y amables que te oyes decirte a ti mismo y que oyes decir a tus amigos, las frases amorosas y comprensivas que oyes decir a otras personas e incluso las palabras dulces que le dices a tu mascota. Al igual que ocurre con las declaraciones de afrontamiento, cuanto más practiques la voz compasiva, más fuerte será y sonará, y más fácil te resultará acceder a ella.

Tu cerebro escucha todo lo que dice tu boca

Tal vez pienses que lo que dices no es muy importante. Pero el lenguaje importa, porque *tu cerebro escucha todo lo que dice tu boca*. Las palabras que pronuncias en voz alta se transmiten desde tu boca hasta tus oídos, desde donde son enviadas al cerebro para que las procese.

Por lo tanto, cada vez que dices cosas como «nunca me pondré mejor», «no puedo hacer esto» o «nunca volveré a correr», ¡tu cerebro escucha esto y *se lo cree*! Por esta razón, es muy importante que prestes atención a las palabras que eliges.

El lenguaje importa: elige tus palabras

1. No le des tanto «tiempo de emisión» a la voz del dolor. Pregunta sorpresa: ¿qué hace la corteza prefrontal de tu cerebro cada vez que hablas de tu dolor? Respuesta: sube el volumen del dolor, es decir, lo intensifica. La neurociencia nos dice que centrar la atención en el dolor hace que tengamos más dolor y que nos sintamos *peor*, no *mejor*. Si hablas constantemente del dolor, tu cerebro se ve obligado a enfocarse en los pensamientos y palabras distorsionados de la voz del dolor, lo cual hace que esta goce de un «tiempo de emisión» extra y se vuelva más poderosa.

Quiero dejar claro que esto no significa que no debas hablar nunca de tu dolor o tu enfermedad. Tu sufrimiento es real y es importante que hables de él y recibas apoyo. Pero cuando hables de tu dolor, hazlo a conciencia; decide cuándo hacerlo, durante cuánto tiempo y con quién. Recupera tu poder dándole *menos tiempo de emisión* al dolor en lugar de más, poniendo la atención en otros temas y cambiando tu forma de hablar.

Después de tres operaciones de columna fallidas, Jeremiah estaba experimentando un dolor tan terrible en la espalda y las piernas que necesitaba una silla de ruedas. Había trabajado como ingeniero informático, pero ahora no podía trabajar ni cuidar de sí mismo de manera efectiva, por lo que vivía con su hermana y sus sobrinos. Para distraerse y sosegarse, escribía código de programación en su ordenador portátil. Un sábado, estaba en el exterior de la casa escribiendo código, y estaba disfrutando tanto con esta actividad que dejó de notar lo mucho que le dolían las piernas y la espalda. Desde la casa, su hermana le preguntó: «En una escala del 0 al 10, ¿en qué punto está tu dolor hoy?». En ese momento, la sonrisa que tenía desapareció del rostro de Jeremiah y su espalda se puso tensa. Toda su atención volvió rápidamente al dolor que sentía en el cuerpo. Se abrazó las piernas con los dos brazos y se dio cuenta de que le dolían. «Creo que antes estaba en el 3, pero ahora está en el 7», dijo.

2. Usa la palabra *aún* (o *todavía*). La palabra *aún* (*todavía*) le recuerda a tu cerebro que hay esperanza para el futuro. Utilizarla es una estrategia excelente que puedes usar para defenderte de la voz del dolor, la cual te está diciendo todo el rato que la forma en que están las cosas ahora es la forma en que estarán para siempre. Por ejemplo, en lugar de decirte «no cuido de mí mismo de la manera en que digo que lo haré», di «aún no cuido de mí mismo de la manera en que pretendo hacerlo». En lugar de decirte «nunca jugaré al balón con mis hijos de nuevo», prueba con «todavía no puedo jugar al balón con mis hijos». En lugar de decirte «no he encontrado la solución a este problema de dolor y nunca la encontraré», prueba con «aún no he encontrado la solución a este problema de dolor». Así le recordarás a tu cerebro que si bien las cosas son de una determinada manera ahora mismo, no siempre serán así necesariamente, y estarás afirmando la posibilidad de que se produzca un cambio.

3. Pon fin a las expectativas negativas. Es fácil caer en la trampa de hablar sobre una vida marcada por el dolor como si los resultados negativos fuesen inevitables. Permite que tu cerebro crea que la vida mejorará, incluso si al principio tienes que simular esta creencia. No te limites a imaginar que esto será así; *espéralo*. Con este fin, sustituye la palabra *si* por la palabra *cuando*. Por ejemplo, en lugar de decir «si alguna vez vuelvo a bailar...», prueba a decir «*cuando* me sienta lo suficientemente bien como para bailar...» o «*cuando* termine este episodio de dolor...». Prescinde de los «podría» y los «quizá». En lugar de decirte «podría intentar caminar hoy», di «voy a caminar durante diez minutos hoy y a ver cómo me siento». Es más probable que hagas las cosas que te dices a ti mismo que puedes hacer y que las hagas bien, incluso si son difíciles, si estableces una *expectativa positiva*. Las expectativas positivas pueden no parecer realistas en algunos casos, pero no te estás haciendo ningún favor al creer en las predicciones negativas de la voz del dolor. El hecho de imaginar resultados positivos puede hacer que cambies tus comportamientos de maneras que hagan más probable que dichos resultados se produzcan. Date *esperanza*; es uno de los regalos más importantes que existen.

Escribe lo que se indica a continuación.

Dos cosas que haré cuando mi dolor sea más manejable:

1. _____

2. _____

Para dentro de un año, visualizo que seré capaz de hacer lo siguiente.

_____

_____

_____

4. Deja el dolor pasado donde tiene que estar: en el pasado. Quienes tenemos dolor crónico a menudo pensamos en episodios de dolor pasados y profetizamos que el próximo episodio será igual de malo o peor. Es normal caer en esta dinámica mental, pero puede dar lugar a sentimientos de desilusión, enojo y desesperanza. Centrarnos en problemas de salud o intervenciones médicas que han tenido un impacto traumático hace que el cerebro permanezca estancado. También puede transportarnos al pasado y afectar tanto a nuestra mente como a nuestro cuerpo. Así como imaginar una playa de México nos puede inspirar relajación y calma, reproducir constantemente episodios de dolor pasados puede hacer que experimentemos miedo, estrés y más dolor. La imaginación es una herramienta potente que debemos usar para ayudarnos, no para hacernos daño. Por esta razón, es importante que dejes los episodios de dolor pasados en el lugar al que pertenecen: el pasado. Para conseguirlo, lo cual no es fácil, (1) observa tu lenguaje y reduce la cantidad de tiempo que pasas dando vueltas a problemas de salud, cuestiones médicas y situaciones de dolor que pertenecen al pasado, y (2) plantéate la posibilidad de trabajar con un terapeuta especializado en el trauma o el dolor para poder sanar desde dentro hacia fuera.

Quítale al dolor el poder que te arrebató

Los adjetivos que suelen usarse en relación con el dolor crónico o la enfermedad reflejan impotencia y baja autoconfianza. Rodea con un círculo los términos que te resulten familiares:

Enfermizo	Débil	Incapacitado	Impotente
Enfermo	Deteriorado	Fastidiado	

Cuando dices estas palabras o similares, ¿te hacen sentir bien (te hacen sentir como si pudieras hacer cualquier cosa) o te hacen sentir mal (preferirías meterte debajo de una manta y esconderte)? Las palabras centradas en el dolor y la impotencia te mantienen sumiso y desdichado. Por lo tanto, cambia completamente este lenguaje. Comienza a usar palabras que te hagan sentir fuerte y empoderado, como estas:

Resiliente	Fuerte	Confiado	Poderoso
Saludable	Competente	Capaz	

Si te parece que estos calificativos no hacen honor a la verdad, está bien; incluso era de esperar. El dolor te quita el poder; este es su trabajo. Esto puede hacer que te resulte difícil acceder a tus cualidades. Pero la sanación es un proceso y la sensación de impotencia no es permanente. *Recupera tu poder* utilizando un lenguaje poderoso, aunque tengas que simular hasta lograrlo. El dolor no te gobierna, aunque a veces pueda parecer que sí lo hace. Tus cualidades, habilidades y logros te definen más que cualquier problema de salud. Deja que brillen por un momento. Lee los siguientes ejemplos de frases y después completa las tuyas:

Soy *resiliente* porque…
(nunca dejo de intentarlo y siempre me levanto cuando he sido derribado).

_____

Me siento *sano* cuando…
(me voy a nadar a la piscina del pueblo).

_____

Una ocasión en la que me sentí *fuerte* fue…
(cuando le hablé a mi jefe de las necesidades que tenía en el trabajo).

_____

Tengo *confianza* en (atributos físicos, habilidades, logros…)…
(mis hermosos ojos azules, mi capacidad para resolver problemas en situaciones difíciles, el premio que gané el año pasado).

_____

Soy una persona *capaz* porque puedo hacer lo siguiente por mi cuenta:
(Reparar mi coche, ocuparme de mi economía, estar presente para mis hijos).

_____

¿Qué te hace sentir lleno de *poder*?

(Poner límites, boxear, construir alguna cosa).

1. _____

2. _____

3. _____

Agradecimientos y cosas buenas

La actividad «Agradecimientos y cosas buenas» regula el dolor al inspirar sentimientos de felicidad y gratitud. El hecho de tomar conciencia de las cosas buenas que hay en nuestra vida, por pequeñas que sean, nos ayuda a centrarnos en aquello que agradecemos, a levantar el estado de ánimo y a apartar la atención del dolor y ponerla en aquello que nos inspira alegría. Así, nuestro cerebro es cada vez más capaz de reconocer las personas y las experiencias que nos generan sentimientos de felicidad, amor y seguridad. Además, conectamos con aquello que hace que la vida merezca la pena.

Los estudios al respecto han revelado que las prácticas de gratitud y los pensamientos positivos pueden mejorar el estado de ánimo general; hacer que la vida tenga más sentido para nosotros y tengamos más clara nuestra razón de ser; reducir la frustración, la ira y la irritabilidad; mitigar la soledad; potenciar el funcionamiento del sistema inmunitario; reducir los síntomas de enfermedades; aumentar la capacidad para hacer frente al dolor, y mejorar la salud física en general. Una práctica regular de gratitud como la que aquí se presenta puede incluso cambiar las conexiones neuronales y reprogramar el cerebro.

Los pensamientos positivos y los agradecimientos también incrementan la producción de *serotonina* y *dopamina* en el cerebro, mensajeros químicos que regulan el estado de ánimo, el apetito, el sueño... y el dolor. Por estas razones, la actividad «Agradecimientos y cosas buenas» puede ser un complemento potente a cualquier plan de gestión del dolor.

Cómo proceder

Encuentra un lugar tranquilo donde sentarte en el que no vayan a interrumpirte durante un lapso de diez a veinte minutos. Apaga todas las pantallas. Haz una lista de diez cosas buenas por las que estés agradecido o que te hagan sentir feliz. Pueden ser recuerdos, gestos amables que otros han tenido contigo, gestos amables que has tenido tú con otras personas, una lista de elementos favoritos (comidas, películas, libros, animales, vacaciones), actividades que esperas con ilusión, personas a las que admiras o cualquier otra cosa buena que haya sucedido en tu vida. No tienen que ser grandes cosas; pueden ser tan comunes como el ronroneo de tu gato o un pedazo de *pizza* grasienta. Puede ser algo que sucedió esta semana o hace muchos años.

Estas son mis *diez cosas buenas*:

1. Caminar por la naturaleza.
2. Las mariposas carey.
3. Los *bagels* de Nueva York recién horneados.
4. Las amistades de la infancia que perduran hasta la edad adulta.
5. Recuerdos de bailar con el abuelo Norman.
6. Sujetarle amablemente la puerta a alguien para que pase antes, aunque sea un desconocido.
7. Aprender sobre el cerebro.
8. Las medusas bioluminiscentes que generan su propia luz.
9. Las librerías en las que hay una puerta secreta camuflada como una estantería de libros.
10. El otoño de Vermont.

El ejemplo de Yadira

Yadira lo estaba pasando muy mal. Después de seis años de tratamiento, su enfermedad crónica aún le causaba dolor y los medicamentos que tomaba no estaban funcionando. Estaba irritable y de mal humor y tenía pensamientos del estilo «no hay nada bueno en mi vida». Se estresaba por el trabajo, los pagos de la hipoteca, el cuidado de sus padres mayores y el hecho de tener que alimentar a su familia. Últimamente parecía que discutía con todo el mundo; la semana anterior discutió amargamente con su padre y esta semana su novio había amenazado con irse después de una pelea terrible. Estos desencadenantes situacionales y emocionales hacían que su cuerpo se sintiera peor. En una escala del 1 al 10, el grado de su dolor era 11.

Cuando Yadira aprendió la actividad de las diez cosas buenas, comenzó a prestar atención a las pequeñas cosas que había en su vida que la hacían sentir menos desdichada, aunque solo fuese por un breve lapso de tiempo, como comer tortitas para cenar o sentir la ropa caliente recién salida de la secadora. Durante la siguiente semana, cada día escribió una lista de diez cosas que la hacían sentir agradecida y bien. Al hacer esto, Yadira se dio cuenta de que aunque esta actividad no era algo que resolviera sus problemas ni curara su enfermedad, su estado de ánimo mejoraba y pasaba a poner la atención en otros temas; contaba con espacio para centrarse en algunos aspectos positivos de su vida.

Pasadas dos semanas, Yadira enmarcó sus «veinte cosas favoritas», decoró el marco y colgó esta lista al lado de su cama. Le encantaba mirarla y se dio cuenta de que en los días en que escribía «cosas buenas» le resultaba más fácil sobrellevar el dolor.

Permítete escribir «diez cosas buenas» todos los días, ya sean agradecimientos, recuerdos agradables u observaciones diarias. Lleva contigo una libreta o déjala junto a tu cama. Realiza esta práctica en el mismo momento todos los días (por ejemplo, puede ser lo primero que hagas por la mañana o lo último que hagas justo antes de acostarte), para convertirla en una rutina y observa cómo te hace sentir.

Para que se te ocurran «cosas buenas», empieza completando las frases siguientes:

Me siento agradecido(a) por...

_____

_____

Una acción amable que realicé por alguien fue...

_____

Un gesto amable que alguien tuvo conmigo fue...

_____

Las mejores vacaciones de mi vida fueron...

_____

Uno de mis recuerdos favoritos es...

_____

_____

_____

Tres de mis cosas favoritas son:

1. _____

2. _____

3. _____

Tres cosas que me hicieron feliz en la infancia fueron:

1. _____

2. _____

3. _____

Algo que me ha hecho sentir feliz recientemente ha sido...

_____

_____

TUS DIEZ COSAS BUENAS

Ahora haz la lista de hoy. Puedes basarte en las respuestas que acabas de dar o dejarte inspirar por ellas.

1. _____

2. _____

3. _____

4. _____

5. _____

6. _____

7. _____

8. _____

9. _____

10. _____

¿Cómo te ha hecho sentir esta práctica, tanto en el aspecto físico como en el emocional?

_____

_____

_____

Comprométete a escribir diez cosas buenas cada día. ¿Cuándo y dónde realizarás esta práctica? (Ejemplo: *En el sofá cada noche a las diez*).

_____

Puedes encontrar una copia en blanco de este ejercicio (en inglés) en https://www.newharbinger.com/9781684036448/#nh-book-accessories («Ten Good Things»).

Imagina un milagro

Otra estrategia cognitiva para hacer frente al dolor es *imaginar un milagro*. Usa tu poderoso cerebro para imaginar un futuro en el que no estés luchando con el dolor y la enfermedad y en el que estés viviendo una vida feliz y saludable. Este ejercicio te ayudará a superar la desesperanza porque te conducirá a mirar más allá de los síntomas y obstáculos que te mantienen estancado y te inspirará a pensar en metas y en la forma de alcanzarlas. Imaginar un milagro puede ser un camino transformador que impulse la salud y la sanación.

Cómo proceder

Siéntate en un lugar tranquilo y silencioso en el que no vayan a interrumpirte. Apaga tus pantallas y aléjalas. Visualízate dentro de cinco años. Imagina que se ha producido un milagro y que estás curado. ¡Has superado el dolor y la enfermedad! Eres feliz y estás activo, tienes éxito y te sientes pleno. Estás donde sueñas estar, haciendo lo que sueñas hacer y con quienes sueñas hacerlo. Estás sano y fuerte y has hecho realidad tus sueños. Después de visualizar este milagro, lee las respuestas de Henry a las preguntas siguientes. A continuación, responde tú.

Te despiertas sin nada de dolor ni ninguna enfermedad. ¿Qué es lo primero que haces?

Cuando me doy cuenta de que no tengo dolor, salto de la cama y tiro mi soporte para la pierna. Subo y bajo las escaleras por el solo hecho de que puedo hacerlo y seguidamente llamo a mi familia, a mis amigos y a todos mis conocidos para contarles la noticia. Me pongo las zapatillas de deporte, conduzco hasta el océano con mi perro a bordo y lo llevo a correr mucho rato por la playa.

_____

_____

_____

_____

_____

¿Cómo te hace sentir el hecho de no sentir dolor ni estar enfermo?

Es asombroso. Me siento más ligero. Uso las piernas tanto como quiero. Sonrío mucho. Hablo con todo el mundo.

_____

_____

_____

_____

_____

¿Cómo pasas el tiempo? Más concretamente, ¿en qué trabajas y qué haces en tu tiempo libre?

Vivo en México y doy clases a niños. Cuento con una gran comunidad de familia y amigos y hablo el castellano con fluidez. He aprendido a hacer chilaquiles y pan de plátano. Los fines de semana viajo por el país para explorar lugares históricos y conocer gente. Corro por la playa y navego en kayak siempre que puedo.

_____

_____

_____

_____

_____

Hace cinco años, estabas lidiando con el dolor y la enfermedad. ¿Qué hiciste para llegar al punto en el que te encuentras ahora?

Hace cinco años pasé a sufrir el síndrome de dolor regional complejo (SDRC) y no podía caminar. Tenía planeado pasar un año como profesor en México, pero el programa no me admitió debido a mi estado de salud. Me propuse como objetivo fortalecerme lo suficiente como para poder caminar con una muleta solamente en marzo. Fui a recibir fisioterapia; hice ejercicios de exposición regular y gradual, así como de desensibilización; y aprendí estrategias de terapia cognitivo-conductual para gestionar el dolor. Cuando mi estado de ánimo mejoró, tuve más motivación y energía. En marzo estaba ya lo bastante fuerte como para caminar con una sola muleta; en junio, dejé de necesitar la otra también. Dado que el programa de México exigía que pudiera correr, utilicé la exposición regular y progresiva para comenzar a hacer jogging. Me tomó algún tiempo, pero finalmente pude volver a correr. Fui a México a hacer de profesor y eso me cambió la vida. Esta es mi vocación. Ahora estoy en forma y activo, hago lo que me gusta y me siento fantásticamente bien.

¿Qué cualidades posees que hicieron que fueses capaz de tomar estas medidas?

Tenacidad, resiliencia, paciencia y persistencia.

¿Qué fue lo que encontraste más útil?

Tres cosas. (1) Encontrar profesionales de la salud que me gustaran y me inspiraran confianza. (2) Identificar una meta motivadora e inspiradora: enseñar en México durante un año. (3) Establecer un objetivo final y un punto de partida. Objetivo final = caminar sin muletas cuando llegase el verano. Punto de partida = acudir a fisioterapia a diario y a terapia cognitivo-conductual (TCC) una vez por semana y establecer unos objetivos alcanzables. Cada pasito con el que tenía éxito me motivaba a continuar hacia el siguiente objetivo.

_____

_____

_____

_____

¿Con qué obstáculos te encontraste durante el proceso de sanación y cómo los superaste?

El obstáculo más grande fue el miedo al dolor. El tratamiento del SDRC requería que usara la pierna que me dolía, pero tenía miedo de caminar, así que lo evitaba. Cuanto más evitaba el movimiento, más empeoraba el dolor y menos progresos hacía. Cuando identifiqué la meta significativa de enseñar en México, mi motivación aumentó. Utilicé las habilidades que aprendí en el contexto de la TCC y la fisioterapia para ir haciendo pequeños progresos graduales y acepté el apoyo de los profesionales que me estaban atendiendo, de los familiares y de los amigos. Todo ello me dio la fuerza que necesitaba para persistir frente al dolor. Estaba decidido a demostrar que podía hacerlo, y lo logré.

_____

_____

_____

_____

¿Cómo te hace sentir el hecho de imaginar un milagro? ¿Cómo puedes utilizar esta técnica para dar un paso adelante en tu vida?

_____

_____

_____

_____

¿Qué tres acciones pequeñas puedes realizar AHORA para acercarte más a tu objetivo?

1. _____

2. _____

3. _____

Conclusión

Existe una conexión real, de tipo biológico, entre los pensamientos que hay en la mente y las sensaciones que se experimentan en el cuerpo. La voz del dolor genera pensamientos de ansiedad, negativos y de tipo catastrófico que intensifican el dolor y hacen que sigas sintiéndote mal. La voz del dolor es poderosa, pero no más que tú. Como los factores cognitivos influyen en el procesamiento del dolor, cambiar los pensamientos puede transformar el dolor. La voz sabia, los pensamientos de afrontamiento, la compasión hacia uno mismo, pensar en gris, poner la atención en otros temas, hablar en otros términos, estar agradecido, tomar conciencia de lo bueno que hay en tu vida e imaginar milagros puede ayudarte a recuperar tu poder. En el próximo capítulo veremos cómo factores relativos al estilo de vida, como el sueño, la nutrición, el ejercicio y el apoyo social, también pueden «bajar el volumen» del dolor.

CAPÍTULO 7

Estilo de vida: consejos para gestionar el dolor

¿**P**or qué los médicos nos preguntan siempre por cuestiones relativas a nuestro estilo de vida como pueden ser cuánto tiempo dedicamos a dormir, cómo nos alimentamos y cuánto ejercicio hacemos? Nuestras elecciones diarias y nuestra forma de vivir afectan significativamente a nuestro bienestar. En este capítulo veremos el impacto que tienen en la salud y el dolor nuestros patrones de comportamiento.

El cerebro adora el equilibrio

Tu organismo anhela el estado de *homeostasis*, es decir, de equilibrio. Cuando tu cuerpo está desequilibrado, eres más propenso a sufrir enfermedades y a tener dolor. Tu cuerpo es más fuerte y está más feliz cuando bebes suficiente agua, mantienes estable el nivel de azúcar en sangre, duermes bien cada noche, te da el sol, utilizas los músculos y no llevas una vida demasiado sedentaria. Tanto las insuficiencias como los excesos son perjudiciales.

El cerebro te ayuda a mantener la homeostasis mandando señales que indican que hay algo que no está bien. Por ejemplo, los retortijones de hambre y los dolores de cabeza son indicios de que tienes poco combustible y necesitas comer. La somnolencia y la irritabilidad son señales de que necesitas dormir más. Cuando una habitación está demasiado caliente, el cuerpo te indica que te quites el jersey. Tu cuerpo tiene muchas formas de decirte que hay algo que está desequilibrado; una de estas formas es manifestar síntomas físicos como el dolor.

El desequilibrio corporal es un factor desencadenante del dolor.

Para prevenir las crisis de dolor y hacerles frente cuando se presenten de todos modos, establece un plan para favorecer la homeostasis y cíñete a él:

- Come tres *comidas* saludables al día.
- Mantén una buena *higiene del sueño*.
- Bebe *agua* a lo largo del día.
- *Muévete* y haz ejercicio a diario para que los huesos, el cerebro y los músculos se mantengan fuertes.
- Sal al exterior, disfruta la *naturaleza* y exponte al *sol*.
- Dedica tiempo a estar solo y también a compartir con la *comunidad*.

En este capítulo abordaremos decisiones importantes sobre el estilo de vida. Empezaremos con el sueño, ya que dormir es algo que hacemos todas las noches.

Duerme mejor para sentirte mejor

El sueño tiene un papel importante en el dolor y la enfermedad. El sueño es un período de descanso y reparación, pero cuando estamos enfermos y con dolor, el ciclo del sueño se desequilibra con facilidad y la homeostasis resulta alterada. La falta de sueño por la noche hace que nos durmamos a altas horas y que tengamos la necesidad de dormir durante breves períodos durante el día. A su vez, el sueño diurno hace que aún nos cueste más conciliar el sueño por la noche. Estar acostados despiertos en la cama durante horas con insomnio hace que estemos frustrados, con ansiedad y preocupados por el hecho de que somos incapaces de dormirnos, lo cual provoca que aún nos resulte más difícil conciliar el sueño, y el dolor aumenta. En consecuencia, no descansamos lo suficiente una noche más, tenemos que recuperar el sueño al día siguiente..., y así sucesivamente, en un ciclo interminable.

El dolor crónico puede desencadenar varios problemas de sueño: dificultad para quedarse dormido, un patrón de sueño irregular, despertares nocturnos y sueño de mala calidad. La falta de sueño y el insomnio están asociados a un mayor dolor y un empeoramiento de los síntomas. Además, el sueño deficiente puede afectar a todos los aspectos de la vida, desde el desempeño cognitivo hasta el rendimiento físico y la realización de tareas. Por estas razones, tener unos hábitos de sueño saludables es importante en el proceso de recuperación.

Los seres humanos somos *diurnos*, lo que significa que nuestro cerebro está programado para estar alerta y despierto cuando el sol brilla, y para desconectar y dormir por la noche. En el caso de los animales *nocturnos*, como los búhos y los murciélagos, ocurre lo contrario: su cerebro está programado para dormir durante el día y estar despierto por la noche.

El ciclo del sueño humano está regulado por una estructura cerebral llamada *núcleo supraquiasmático* (NSQ). El NSQ es nuestro despertador interno. Influye en los ritmos de veinticuatro horas del cuerpo: los momentos en que tenemos hambre, los períodos en que nos sentimos alertas y activos, y los momentos en que nuestra energía se viene abajo y necesitamos dormir. El NSQ está programado por la luz solar, lo que significa que podemos «configurarlo» de manera similar a como hacemos con el despertador por la noche. Esto es así, en parte, gracias a una sustancia química presente en el cerebro llamada *melatonina*, que regula el ciclo de sueño y vigilia. Este ciclo le permite al cuerpo repararse y regenerarse, y nos mantiene sincronizados con el sol y el mundo exterior.

Si tienes problemas para dormir, hay algo que puede ayudarte. El Colegio Americano de Médicos recomienda probar la TCC-I (terapia cognitivo-conductual para el insomnio) *antes* de acudir a fármacos para dormir como la trazodona, el zolpidem (Ambien), las benzodiazepinas, la melatonina u otros, porque estas sustancias pueden alterar los ritmos naturales. Algunos medicamentos también tienen propiedades adictivas, lo que hace que, con el tiempo, se dependa de ellos para conciliar el sueño. Por lo tanto, los médicos recomiendan las intervenciones conductuales como el tratamiento de primera línea* para el insomnio crónico y los problemas de sueño. La TCC-I incorpora técnicas de higiene del sueño como las que se encuentran en este libro, junto con otras estrategias cognitivas y conductuales. A diferencia de las pastillas, estas intervenciones pueden abordar los factores de base que a menudo están presentes en el insomnio, como el dolor o la ansiedad, en lugar de limitarse a tratar los síntomas. La TCC-I y los programas de higiene del sueño son tratamientos para el insomnio y otros problemas del sueño que cuentan con respaldo científico y presentan, como beneficio adicional, que no tienen efectos secundarios ni conllevan riesgo de adicción. En resumen, ¡no pierdes nada por probar!

Para encontrar un profesional que pueda ayudarte, visita la Society of Behavioral Sleep Medicine ('sociedad de medicina del sueño conductual') en www.behavioralsleep.org (entra en «Providers» para encontrar profesionales en distintas partes del mundo) o prueba con el International Directory of CBT-I Providers ('directorio internacional de profesionales de la TCC-I') en www.cbti.directory. También puedes buscar en línea un «profesional de TCC-I cerca de mí».

---

* N. del T.: Un «tratamiento de primera línea» es el enfoque terapéutico inicial que recomiendan los profesionales de la salud para abordar una afección clínica. Normalmente es el tratamiento sobre el que se tienen más datos en cuanto a su eficacia y seguridad para ese problema específico.

Seguimiento del sueño

Haz un seguimiento de tus hábitos de sueño durante una semana y apúntalos en la hoja de trabajo de la página 262. Si lo prefieres, descarga hojas de trabajo en blanco (en inglés) en https://www.newharbinger.com/9781684036448/#nh-book-accessories («Sleep Tracker»). Asegúrate de incluir el consumo de medicamentos para dormir y otras sustancias. Esta evaluación ayudará a determinar qué intervenciones serán más útiles.

Higiene del sueño

Acude a la higiene del sueño para recuperarte de la privación de sueño relacionada con el dolor y establecer unas prácticas de sueño más saludables. Estos consejos y cambios de comportamiento pueden reducir el insomnio y la cantidad de despertares nocturnos, y ser efectivos con otros problemas del sueño también. Para mejorar rápidamente, prueba todos ellos de manera sistemática a partir de esta noche; o implementa dos consejos a la vez e incorpora algunos nuevos cada semana. Cuanto más conviertas la higiene del sueño en un hábito regular que practiques todas las noches, antes se adaptará tu cerebro y mejor dormirás, probablemente. Mantener viejos hábitos solo hará que sigas durmiendo mal.

- **No te metas en la cama hasta que tengas sueño.** *Cansado* y *somnoliento* no son sinónimos. Es posible que te sientas fatigado y cansado después de una jornada dura, pero que aún no tengas suficiente sueño como para quedarte dormido. Si nos metemos en la cama antes de tener sueño estaremos ahí tendidos, frustrados y despiertos.
- **Dispón un entorno de sueño confortable.** Procura que tu habitación esté oscura, fresca y en silencio. Utiliza una máquina de ruido blanco o un ventilador para mantener tu

Seguimiento del sueño

	Ejemplo	Lun.	Mar.	Miérc.	Juev.	Vier.	Sáb.	Dom.
Tu hora de acostarte	11 de la noche							
Tu hora de levantarte	7 de la mañana							
Cantidad de siestas y su duración	1 siesta, 45 minutos							
¿Insomnio?	Sí							
¿Despertares nocturnos?	Sí, 2							
Cantidad total de tiempo en la cama	8 horas y 45 minutos							
Cantidad total de horas dormido(a)	4 horas y 30 minutos							
¿Medicamentos para dormir?	Sí, trazodona 150 mg							
¿Sustancias? (Drogas o alcohol)	Sí, 2 vasos de vino							

dormitorio libre de sonidos invasivos. Pon cortinas para que las luces de la calle no te desvelen y para que la luz solar no te despierte antes de tiempo. La temperatura también es importante; te habrás dado cuenta de lo difícil que es conciliar el sueño en las noches calurosas de verano. La temperatura corporal disminuye por la noche y dormimos mejor en entornos frescos.

- **Utiliza la cama para dormir solamente.** Encuentra otro lugar cómodo en el que ver la televisión, leer o enviar mensajes de texto. Haz que tu cerebro asocie la cama con el sueño *exclusivamente*. La razón de ello es que el cerebro aprende rápidamente la relación que hay entre las cosas. Si te quedas despierto en la cama, tu cerebro asociará la cama con el hecho de estar despierto. Sin embargo, si la utilizas para dormir solamente, la asociará con el sueño.

- **No mires la hora.** Mirar el reloj solo incrementa el estrés y la ansiedad: «¡Son las tres de la madrugada; mañana no voy a servir para nada!». Cuanto más ansiedad sientas, menos probable será que puedas conciliar el sueño, así que cubre los relojes y deja el teléfono en otra habitación o donde no puedas verlo.

- **Levántate de la cama veinte minutos después de haberte acostado.** Si no puedes conciliar el sueño, no te quedes en la cama preocupado. Levántate transcurridos unos veinte minutos (¡no hace falta que vayas mirando el reloj para controlar el tiempo!) y haz algo que encuentres relajante, como leer un libro en el sofá o escuchar música tranquila en un sillón cómodo. Y regresa a la cama cuando tengas sueño. La razón de esta recomendación es que cuanto más tiempo pases acostado en la cama estresado por no poder dormir, más activado estará tu cuerpo. Y cuanto más activado estés y más ansiedad sientas, menos probable será que puedas dormir. Además, el hecho de permanecer despierto en la cama durante largos períodos le enseña a tu cerebro a asociar la cama con la vigilia ansiosa y no con la somnolencia relajada.

- **Ten actividades calmantes y relajantes preparadas.** Cuando no puedas dormir, no busques algo que hacer; tenlo previsto de antemano. Ten un libro, una revista o unos auriculares en un lugar cómodo y al que te resulte muy fácil acceder (al lado del sofá, por ejemplo). Asegúrate de elegir actividades relajantes, como dibujar o leer, en lugar de actividades estimulantes, como ver las noticias. Consigue un reproductor de MP3 económico, de los de antes, o un dispositivo de *streaming* que no tenga reloj, para que puedas escuchar música sin preocuparte por el tiempo.

- **Establece una hora en la que dormirte y una hora en la que despertarte.** Al cerebro le encantan las rutinas. El hecho de despertarte y conciliar el sueño a la misma hora todos los días configurará de una determinada manera tu NSQ (tu reloj biológico). Cuanto más temprano te despiertes, más temprano podrás conciliar el sueño. Es crucial que programes dormirte y despertarte siempre a la misma hora, sobre todo si no estás obligado a ello por no tener que levantarte a una determinada hora por la mañana para ir a trabajar. De lo contrario, tu reloj biológico no estará bien sincronizado. Como tu cuerpo anhela el equilibrio, tu cerebro está más contento cuando sigue una rutina, así que «apágalo» y «enciéndelo» a la misma hora todos los días.

- **Exponte a la luz solar.** Nada más empezar la mañana, abre las cortinas y recibe la luz solar o sal afuera. Tu NSQ, que desencadena la liberación de sustancias químicas inductoras del sueño cuando está oscuro, descompone estas sustancias para señalar que es el momento de despertar en presencia de la luz. Por lo tanto, el comportamiento indicado configura correctamente el reloj biológico y le recuerda a tu cerebro que la luz equivale a estar despierto y la oscuridad equivale a dormir.

- **Limita los períodos de sueño diurno o prescinde de ellos.** Aunque pueda resultarte tentador dormir un poco durante el día («hacer siestas»),[*] sobre todo si estás exhausto y vives con dolor, enséñale a tu cerebro que el sueño corresponde a la noche mientras que el estado de vigilia es propio del día. Las siestas satisfacen parcialmente la necesidad de sueño, lo cual hace que no necesites dormir tanto por la noche y que sea más probable que tengas dificultades para conciliar el sueño y permanecer dormido. Si tienes que echar una siesta, no le dediques más de quince o veinte minutos y hazla en un momento temprano del día en lugar de hacerla cuando la jornada esté más avanzada. Pero para conseguir los mejores resultados, duerme por la noche solamente.

- **Sigue una rutina relajante antes de acostarte.** Antes de ir a la cama, date un baño caliente, lee o haz un ejercicio de relajación o una meditación. Evita trabajar, las pantallas, las noticias, las discusiones, las actividades estimulantes y cualquier situación estresante. Haz una lista de actividades relajantes que puedas probar a hacer antes de acostarte. Una vez que establezcas esta dinámica en las noches, este tipo de actividades comenzarán a indicarle a tu cerebro que es hora de empezar a desconectar.

- **No lleves tus problemas a la cama.** ¿Te ocurre que a veces estás en la cama dando vueltas a los problemas y preocupándote por lo que debes hacer? ¿Piensas en las noticias del mundo o intentas resolver todos tus problemas? La hora de acostarse es un momento muy inapropiado para preocuparse y resolver problemas. Elige un «momento para preocuparte» más temprano en el día y anota tus inquietudes, planes y tareas pendientes. Luego, por la noche, recuerda que al día siguiente dispondrás de más «momentos para preocuparte».

---

[*] N. del T.: En este capítulo, «hacer siestas» es lo que en España se conoce como «echar cabezadas», es decir, dedicar cortos períodos a dormir en medio de la actividad diaria. Por lo tanto, aquí *siesta* no denota necesariamente el tiempo de descanso posterior a la comida del mediodía.

- **Haz ejercicio.** El ejercicio regula la química cerebral y ayuda a que el cuerpo se sienta cansado. También consume hormonas del estrés como la adrenalina, producidas durante el día, que nos mantienen activados. Haz ejercicio más temprano en el día y evita hacerlo al final de la tarde o por la noche, para que tu cuerpo esté relajado y fresco en el momento de irte a dormir.
- **Reduce la ingesta de líquidos antes de acostarte.** A nadie le gusta levantarse de la cama siete veces por la noche para ir al baño. Esta necesidad puede perturbar el ciclo de sueño saludable.
- **Evita la cafeína y el alcohol.** Estas sustancias interfieren en las señales naturales del sueño y la vigilia: la cafeína nos acelera artificialmente, mientras que el alcohol nos ralentiza artificialmente. Ambas pueden perturbar los ritmos biológicos. Si ya tienes problemas para dormir, solo harán que te resulte más difícil sintonizar con las señales naturales del sueño. El uso de sustancias para subir y bajar el ritmo artificialmente facilita que el ciclo del sueño permanezca alterado, sin lugar a dudas.
- **Procura no tomar azúcar ni comidas abundantes antes de acostarte.** El azúcar y la comida son combustible que prepara el cuerpo para la acción. Enséñale a tu cerebro que la noche es para disminuir la velocidad, no para acelerarse.
- **Evita dormir más de dos horas adicionales los fines de semana.** Es maravilloso recuperar sueño, pero ¿qué sucede cuando tu cuerpo se acostumbra a quedarse despierto hasta la una de la madrugada y a dormir hasta tarde los sábados y domingos? Pues que los domingos por la noche no puedes conciliar el sueño hasta altas horas, por lo que los lunes por la mañana son una tortura incluso mayor de lo que son de por sí muchas veces. Este patrón conduce al insomnio, el agotamiento y un mayor dolor. Los fines de semana, limita el sueño adicional a un par de horas como máximo.

- **Evita tener mascotas en la habitación si tienes dificultades para dormir.** Son lindas, reconfortantes y peludas, es cierto, pero también roncan, patean, te lamen la cara y suben y bajan de la cama, lo cual perturba tu sueño. ¡No es de extrañar que estés tan cansado por la mañana!

- **Limita el uso de las pantallas antes de acostarte.** Por difícil que te resulte, trata de limitar a unas pocas horas al día el tiempo que pases con las pantallas. Apágalas unas horas antes de acostarte y haz algo que no las requiera: lee, dibuja, conversa... Saca las pantallas de tu dormitorio por la noche, ya que son demasiado tentadoras. Déjalas en una cesta en la cocina o en la sala de estar y recupéralas a la hora del desayuno. Si usas tu teléfono como despertador, plantéate hacerte con un reloj despertador aburrido, básico. Te estoy recomendando esto porque la luz azul de las pantallas inhibe la secreción de melatonina, la sustancia química cerebral que regula el sueño. Si tienes la melatonina baja, es menos probable que puedas conciliar el sueño. Las pantallas también estimulan tu cerebro; te exponen a una sobrecarga sensorial en unos momentos en los que deberías estar ayudando a tu cerebro a «apagarse». Por último, las pantallas activan el sistema nervioso simpático, y las hormonas del estrés como la adrenalina son perjudiciales para el sueño. Piensa en actividades relajantes en las que no estén presentes las pantallas, como las que se mencionan en este libro.

- **Después de una noche difícil, evita dormir hasta tarde.** Después de una noche de mal dormir, el agotamiento matutino hace que deseemos dormir hasta tarde. Sin embargo, dormir hasta tarde reduce la «presión del sueño», es decir, las ganas de dormir que se van acumulando a lo largo del día. Cuanto mayor sea la presión del sueño, más probable será que te duermas. Cuanto más tiempo duermas, menos probable será que te entre el sueño a una hora razonable a la noche siguiente. Los estudios al respecto muestran que el hecho de despertarse temprano, después de una mala noche sobre todo, ayuda a que el ciclo del sueño vuelva a la normalidad. ¿Has observado que las personas que se despiertan a las cuatro de la madrugada para trabajar o que tienen recién nacidos rara vez parecen tener insomnio? Por difícil que te resulte, resiste la tentación de dormir hasta tarde.

- **No reorganices tu vida en torno al sueño.** Aunque te cueste hacerlo y por más paradójico que pueda parecerte, *continúa con tu vida como de costumbre*. Los problemas para dormir a menudo surgen de la ansiedad y, a la vez, la ansiedad hace que tengamos más problemas para dormir. La ansiedad exige, molesta, que reorganicemos nuestra vida en torno a ella, pero al hacerlo solo le estamos dando más poder. Además, cada vez que hacemos algo de manera diferente nos acordamos de los problemas que tenemos para dormir, lo cual hace que la ansiedad aumente. Es por todo esto por lo que no te conviene reestructurar tu horario ni hacer las cosas de otra manera debido a los problemas que tienes con el sueño. La ansiedad relacionada con el sueño no tiene que tener el control de tu vida; eres tú quien debes tener el control. Sigue todos estos consejos de higiene del sueño y ya no será necesario que reorganices tu vida en torno al sueño.

Tu plan de higiene del sueño

¿Quieres resultados rápidos? Utiliza cada uno de estos consejos esta misma noche. Si prefieres ir despacio y necesitas un punto de partida, elige dos o tres consejos para ponerlos en práctica esta semana y añade dos más la próxima semana. Cambiar hábitos es difícil y no es algo que ocurra de la noche a la mañana. Es como desarrollar un músculo; requiere práctica y tiempo. Prueba algunos de los consejos y ¡a ver cómo te va!

¿Qué tres estrategias de higiene del sueño vas a probar esta semana? Si estás listo para probarlas todas, escribe «Todas».

1. _____

2. _____

3. _____

Hora a la que me propongo ir a dormir esta semana: _____.

Hora a la que me propongo despertarme esta semana: _____.

¿Qué vas a hacer para respetar estos horarios de sueño? (Ejemplos: *Poner dos alarmas, pedirle a mi pareja que me supervise y me haga cumplir con ello*).

_____

_____

Anota tres actividades relajantes que no impliquen el uso de pantallas que vas a incluir en tu rutina previa a acostarte. (Ejemplos: *Darme un baño caliente, leer una revista, escuchar un audio de exploración corporal*)

1. _____

2. _____

3. _____

¿Adónde irás si no puedes dormirte y necesitas salir de la cama? (Ejemplos: *Al sofá de la sala de estar, al sillón del dormitorio*).

_____

_____

¿Qué actividades relajantes tendrás preparadas por si no puedes dormir? (Ejemplos: *Cascos y música, revista centrada en la naturaleza*).

_____

_____

Ideas para no estar mirando el reloj por la noche. (Ejemplo: *Dar la vuelta al reloj que tengo al lado de la cama, dejar el teléfono en la cocina*).

_____

_____

¿Dónde pondrás las pantallas antes de acostarte? (Ejemplos: *En el cajón de la cocina, en una cesta al lado de la puerta*).

_____

_____

Indica una manera en que has estado reorganizando tu vida en torno al sueño. (Ejemplos: *No salgo después de las ocho de la tarde, le pido a mi pareja que se ocupe de los niños a la hora de acostarlos*).

_____

_____

¿Qué harás para retomar tus comportamientos normales? (Ejemplo: *Haré planes para salir con los amigos más allá de las ocho de la tarde los sábados*).

_____

_____

El ejercicio y el cerebro

¿Por qué me dicen siempre que haga ejercicio?

Acaso encuentres molesto que todos los médicos a los que visitas te digan que deberías hacer ejercicio, sobre todo si estás viviendo con dolor. Por más frustrante que encuentres este mensaje, esta es la razón por la que insisten en ello: los estudios muestran que el ejercicio incrementa la energía y reduce la fatiga en las personas que tienen dolor crónico y enfermedades; estimula la reparación de los músculos, los tejidos y los huesos; hace que las articulaciones cumplan mejor sus funciones; reduce el riesgo de contraer enfermedades crónicas; mejora el sueño, y puede mitigar el dolor. Y presenta otros beneficios: ayuda a que la sangre circule (con lo cual se distribuye más oxígeno por el cuerpo, y esto favorece la reparación tisular), facilita la curación y mejora el funcionamiento del sistema inmunitario. También puede fortalecer la autoestima, mitigar y prevenir el estrés y la ansiedad, mejorar el estado de ánimo para suavizar la depresión y «bajar el volumen» del dolor.

Por otro lado, la falta de movimiento hace que el sistema inmunitario cumpla peor sus funciones y favorece estos otros efectos también: rigidez, tensión y atrofia muscular; sensación de debilidad y apatía; disminución de la motivación y aumento y prolongación del dolor. Debido a todo esto, el sedentarismo (es decir, la falta de ejercicio) es uno de los mayores factores de riesgo para tener dolor y enfermedades crónicas a lo largo de la vida. (¡Todas estas conclusiones hacen que me estén entrando ganas de salir a caminar!).

Además de curar tu cuerpo, el movimiento y el ejercicio cambian... tu cerebro. (Esto no lo esperabas, ¿verdad?). *El ejercicio reconfigura tu sistema del dolor*; hace que la alarma del dolor suene con menos intensidad y estimula la producción de sustancias químicas cerebrales que forman parte de la respuesta de alivio del dolor, como las siguientes:

- La *serotonina*: regula el estado de ánimo y otras funciones. Cuando el nivel de serotonina aumenta, el estado de ánimo suele mejorar y el dolor suele suavizarse. La mayoría de los antidepresivos y medicamentos contra la ansiedad que se recetan actúan sobre la serotonina.
- La *dopamina*: transmite sensaciones de placer y gratificantes para reducir la sensación de dolor.
- Las *endorfinas*: son los analgésicos naturales del cuerpo. Las endorfinas atenúan el dolor. ¡Muchos medicamentos para el dolor imitan los efectos de las endorfinas! (¿No es impresionante que tu cuerpo las creara primero?).

Además de regular los neurotransmisores, el ejercicio consume las hormonas del estrés que se liberan durante la respuesta de lucha o huida, como la adrenalina y el cortisol, con lo que promueve la relajación y la curación. Puede parecer paradójico, pero si tienes dolor o una enfermedad crónica es *especialmente* importante que hagas ejercicio. Esto no significa que debas retomar de inmediato las rutinas de ejercicio que seguías antes de empezar a tener dolor. Si llevas semanas o meses inactivo, trata de retomar la actividad de forma gradual. Prueba la fisioterapia y la terapia ocupacional para obtener consejos, orientación y apoyo. Aplica tu plan de exposición regular y gradual del capítulo tres. Da un paseo cada día, asiste a una clase de natación o prueba el yoga, que combina estiramientos, el entrenamiento de fuerza y la conciencia plena del cuerpo. Piensa en maneras de mover el cuerpo que disfrutes aunque tengas algo de dolor.

Las diez mejores actividades físicas para el dolor crónico

Si tienes dolor, es posible que te resulte duro hacer ejercicio. Por lo tanto, es muy importante que identifiques una modalidad de actividad física que te parezca manejable. Echa un vistazo a la lista de opciones siguiente y elige al menos una que estés dispuesto a probar. A continuación, establece un plan de exposición regular y gradual para ponértelo más fácil para comenzar. Muchas de estas actividades puedes realizarlas en la comodidad del hogar. ¡El solo hecho de probar a hacerlas es una victoria!

1. **Caminar al aire libre.** Ejercicio de bajo impacto de fácil disponibilidad que fortalece el cuerpo y lubrica las articulaciones, a la vez que nos permite exponernos a la luz solar y la naturaleza.

2. **Estiramientos.** Amplían el rango de movimiento y mejoran la flexibilidad, a la vez que estimulan la circulación sanguínea y la relajación de todo el cuerpo.

3. **Natación.** Ejercicio de muy bajo impacto con el que se ejercita todo el cuerpo; no perjudica las articulaciones y fortalece los músculos al mismo tiempo que incrementa la resistencia.

4. **Yoga.** Modalidad de movimiento consciente que integra los estiramientos, la respiración, la meditación, la conciencia corporal y el fortalecimiento.

5. **Taichí.** Ejercicio de bajo impacto que estimula la circulación sanguínea; puede reducir el estrés y la preocupación e integra la mente y el cuerpo.

6. **Entrenamiento de fuerza.** Se enfoca en grupos musculares específicos por medio del uso de pesos ligeros y la ejecución de ejercicios isométricos* con el fin de aumentar la fuerza y mejorar la forma física.

---

* N. del T.: Los ejercicios isométricos son una modalidad de entrenamiento en la cual los músculos se contraen sin que haya movimiento en las articulaciones. En lugar de moverse en un rango completo de movimiento, como en los ejercicios de levantamiento de pesas tradicionales, en los ejercicios isométricos los músculos se mantienen en una posición fija durante un período de tiempo determinado.

7. **Baile.** Facilita la expresión personal (el movimiento creativo) y estimula la circulación a la vez que se ejercitan el *core*,* las piernas y los brazos; reduce el miedo al movimiento, y hace que estemos más motivados para movernos.

8. **Bicicleta estática.** Ejercicio de bajo impacto que fortalece los músculos de las piernas y el corazón.

9. **Caminar en una cinta de correr o en el agua de una piscina.** Ejercicio de bajo impacto que mejora la circulación sanguínea y fortalece los músculos y el sistema cardiovascular; es posible controlar el ritmo y la inclinación.**

10. **Sexo.** No, no estoy bromeando. El sexo no solo requiere trabajo cardiovascular y resistencia, sino que también desencadena la liberación de endorfinas, los analgésicos naturales del cerebro. Con el sexo utilizas el cuerpo y puedes acabar jadeando; además, es una actividad que desensibiliza el cerebro.

La exposición gradual al ejercicio

Como en el caso de la exposición regular y gradual a las actividades, es importante reanudar el ejercicio de forma lenta y progresiva para que el cerebro y el resto del cuerpo tengan la oportunidad de adaptarse. La alternancia entre hacer demasiado y demasiado poco no es una dinámica efectiva. Elabora un plan para reanudar el ejercicio identificando primero tu objetivo final (por ejemplo, volver a escalar rocas) y, después, estableciendo los pasos que te llevarán ahí, desde los más pequeños hasta los más grandes. Pregúntate qué músculos debes fortalecer antes de poder hacer esa actividad y cuánta resistencia

---

* N. del T.: *Core* es una palabra inglesa que significa 'centro' o 'núcleo'. Hace referencia a la región central del cuerpo humano, que incluye los músculos, huesos y articulaciones que conforman el tronco y la pelvis. Está compuesto principalmente por los músculos abdominales, de la parte baja de la espalda, del suelo pélvico y de los glúteos.

** N. del T.: Además de las cintas de correr convencionales, también existen las cintas de correr acuáticas.

necesitas y cómo puedes desarrollarla. Incluye medidas que te ayuden a retomar el hábito de hacer ejercicio. Cuando tengas claros los pasos que vas a dar, disponlos en un plan de ejecución, como hizo Matt (ver la tabla que sigue). Cada medida debe partir de la anterior, de tal manera que cuando llegues al final del plan puedas realizar todas las actividades necesarias para alcanzar tu objetivo. Tu plan puede contener tantos pasos o tan pocos pasos como desees; lo importante es que lo puedas ejecutar. Puedes descargarte esta hoja de trabajo (en inglés) de https://www.newharbinger.com/9781684036448/#nh-book-accessories («Your Exercise Hierarchy»).

Plan de ejercicio de Matt

Objetivo final: Retomar la escalada en roca	
Paso 1: retomar el hábito de ir al rocódromo.	Acción: ir al rocódromo y, durante una semana, limitarme a observar. Sentarme con amigos y decirles que tengo la intención de volver.
Paso 2: fortalecer el torso.	Acción: quince flexiones al día durante una semana + ejercicios para la espalda.
Paso 3: incrementar la resistencia y la capacidad pulmonar.	Acción: caminar quince minutos al día durante dos semanas + seguir con los ejercicios de fortalecimiento.
Paso 4: volver a familiarizarme con el muro de escalada.	Acción: en el muro, elegir opciones fáciles de escalada sin cuerda y dedicar a esta actividad diez minutos tres días esta semana (lun., miérc., sáb.).
Paso 5: enfrentarme a un problema de escalada sin cuerda sencillo.	Acción: pedirle a mi compañero de escalada que acuda al rocódromo el domingo para que me ayude. Resolver un problema de escalada sin cuerda cuya resolución requiera treinta minutos.

Tu plan de ejercicio

Objetivo final:	
Paso 1:	Acción:
Paso 2:	Acción:
Paso 3:	Acción:
Paso 4:	Acción:
Paso 5:	Acción:

La ejecución de tu plan

1. Establece el objetivo final que persigues en cuanto al ejercicio. (Ejemplo: *nadar treinta minutos cada día*).

_____

_____

2. ¿A qué objetivos te gustaría comprometerte esta semana en lo que al ejercicio o el movimiento se refiere? (Ejemplo: *apuntarme a clases de* acuagym, *pedalear diez minutos en la bicicleta estática*).

_____

_____

3. ¿Cuándo y dónde harás esto? (Ejemplos: *el miércoles por la mañana, hoy después del almuerzo*).

_____

_____

4. Elige un «compañero de rendición de cuentas». ¿Quién te ayudará a mantener tu compromiso y alcanzar tu objetivo?

_____

_____

5. ¿Qué puedes hacer para forjar el hábito de moverte? (Ejemplos: *apuntarme a clases semanales para coger el ritmo, ir al gimnasio con Sara todos los viernes*).

_____

_____

6. ¿Cuándo empezarás a seguir tu plan de ejercicio de cinco pasos?

_____

_____

_____

La luz solar y la naturaleza son medicinales

El dolor y la enfermedad trabajan juntos para mantenerte atrapado en casa sin hacer ejercicio, cultivar tus aficiones, tener vida social o recibir la luz del sol. ¡Es hora de contraatacar! La exposición a la luz solar es fundamental para la salud: el sol regula los ciclos de sueño y vigilia, incrementa la producción de serotonina –la cual mejora el estado de ánimo– y estimula la producción de vitamina D, que es crucial para tener fuerza física y para que el organismo funcione de manera saludable. Según varios estudios científicos, la luz solar y la vitamina D también pueden proporcionar protección contra afecciones como la artritis reumatoide, el asma y las enfermedades infecciosas.

Los estudios también indican que la naturaleza (ver árboles repletos de hojas, oler piñas y el césped recién cortado, oír los grillos y la lluvia...) puede tener un impacto positivo en el estado de ánimo, el estrés, la memoria, la atención, la concentración, la salud y la capacidad para hacer frente al dolor. ¿Te has dado cuenta de que las compañías de velas, bebidas deportivas y productos de belleza usan la naturaleza en sus estrategias de _marketing_? La razón de ello es que establecemos asociaciones positivas con la naturaleza. Según los estudios realizados, la mayoría de nosotros no tenemos suficiente contacto con la luz solar y la naturaleza, y anhelamos reconectar con ello. Por lo tanto, siempre que planifiques actividades o hagas un plan de ejercicio, organices eventos sociales o practiques estrategias de afrontamiento, plantéate salir al aire libre. ¡La luz solar y la naturaleza son medicinales!

Indica tres maneras en que puedes hacer que la naturaleza esté más presente en tu vida:

1. _____

2. _____

3. _____

Anota una actividad que puedas realizar en el exterior hoy mismo:

_____

Nutrición y salud: come mejor para sentirte mejor

La comida es la fuente de combustible de tu cuerpo, igual que la gasolina lo es en un coche. Pero la comida no solo te da energía: una buena nutrición es crucial para gozar de una buena salud. Los alimentos contienen nutrientes —vitaminas, minerales, etc.— que ayudan a que el cuerpo funcione correctamente, como una máquina. Por ejemplo, el calcio, un mineral presente en los productos lácteos, ayuda a fortalecer y reparar los huesos, facilita el funcionamiento del sistema inmunitario, contribuye a la coagulación de la sangre y permite que las células cerebrales se comuniquen. Si no dispusieses de calcio, tu cerebro y el resto de tu cuerpo no funcionarían.

En ocasiones, el dolor hace que comamos menos, nos saltemos comidas o desarrollemos hábitos alimentarios poco saludables. A la vez, estos comportamientos pueden conducir al agotamiento, la fatiga, dolores de cabeza, dolores corporales y más dolor. También pueden provocar *carencias de vitaminas o minerales*, lo que significa que el cuerpo está recibiendo menos nutrientes de los que necesita. Cuando tenemos carencias de nutrientes, el organismo es menos capaz de combatir el dolor y los problemas de salud. Las carencias también impiden que el sistema inmunitario funcione correctamente, lo cual

279

hace más probable que contraigamos enfermedades y contribuye a que el cuerpo lo tenga más difícil para combatir las infecciones. *Tener carencias de vitaminas y minerales no solo te puede enfermar, sino que también te impide recuperarte.*

La comida, o la falta de ella, también puede afectar al estado de ánimo. ¿Alguna vez has estado *hangry,** es decir, tan hambriento que pasaste a estar irritable y enojado? ¡El cuerpo te estaba diciendo que tenía un desequilibrio y debías comer! Pero no todos los alimentos son iguales; algunos son más saludables que otros. Se ha constatado que los alimentos procesados ricos en azúcar y conservantes, como la comida rápida, los refrescos y los cereales azucarados, agravan la inflamación, ocasionan dolores de cabeza y contribuyen a enfermedades cardíacas y a la obesidad. Hay datos que apuntan a que los aditivos alimentarios y sustancias químicas como el aspartamo (NutraSweet) y la sucralosa (Splenda), habitualmente presentes en los alimentos para adelgazar y las bebidas *light*, están asociados al dolor y a un mayor riesgo de sufrir cáncer. Del mismo modo, el glutamato monosódico, un potenciador del sabor que suele encontrarse en los alimentos enlatados y los restaurantes chinos, puede estar asociado a las migrañas y otros dolores de cabeza.

¡Esto no significa que debas dejar de comer todos tus alimentos favoritos! De ninguna manera. Solo significa que debes encontrar un equilibrio adecuado. No debes comer demasiado ni demasiado poco, ni demasiados alimentos ricos en grasas y azúcares, pero tampoco debes optar por una privación excesiva. Lo que introduces en tu cuerpo determina lo que obtienes de él.

---

* N. del T.: Vocablo ingenioso, que recogen algunos diccionarios de la lengua inglesa, que resulta de combinar *hungry* ('hambriento') y *angry* ('enojado, enfadado').

La nutrición para el dolor

Si estás enfermo o sufres dolor, es importante que consumas una amplia variedad de alimentos frescos y naturales; tu dieta debe incluir frutas, verduras, cereales enteros, productos lácteos, proteínas magras y grasas saludables. Plantéate evitar o reducir el consumo de cafeína (un estimulante que intensifica la respuesta de estrés del cuerpo), alcohol (una sustancia depresiva que altera el sueño y puede afectar negativamente al hígado, al cerebro y a otros órganos), los alimentos para adelgazar y las bebidas *light* llenos de sustancias químicas, y los alimentos procesados que contienen ingredientes impronunciables. Además, evita las comidas pesadas por la noche.

Aquí tienes algunos alimentos saludables que pueden promover la curación. ¡Potencia la capacidad de tu cuerpo para combatir el dolor y rodea con un círculo algunos que estés dispuesto a probar!

- Frutas: uvas rojas, arándanos, aguacates, fresas, manzanas, naranjas, peras, cerezas, plátanos.
- Hortalizas: verduras de hoja verde, zanahorias, remolacha, brócoli, coles de Bruselas, repollo, coliflor, col rizada.
- Frutos secos: nueces, almendras, nueces pecanas, cacahuetes.
- Semillas: de calabaza, de girasol y otras más.
- Cereales enteros y legumbres: arroz integral, lentejas, avena, quinoa, cuscús, pan de trigo integral, pasta de grano entero, palomitas de maíz.
- Alubias negras.
- Huevos.
- Productos lácteos: leche, yogur, queso.
- Pescado: salmón, bacalao, atún, trucha, caballa, arenque, sardina.
- Sopa de pollo (¡pregúntale a la abuela cuál es su receta!).
- Té antioxidante (por ejemplo, el té verde).
- Jengibre.
- Aceite de oliva.

Tu plan de nutrición

Tres alimentos saludables que incorporarás a tu dieta esta semana:

1. _____

2. _____

3. _____

Dos alimentos poco saludables que comerás en menor medida a partir de ahora:

1. _____

2. _____

¿Qué plan vas a seguir para asegurarte de consumir tres comidas saludables al día? (Ejemplos: *configurar una «alarma de comidas», compartir mi plan de nutrición con la familia, ir a comprar alimentos incluidos en la lista anterior*).

_____

_____

Indica tres ideas que estés dispuesto a implementar para integrar alimentos más saludables en las comidas. (Ejemplos: *incorporar fruta al desayuno, usar aceite de oliva en lugar de mantequilla, sustituir el pan convencional por pan integral en la comida del mediodía, añadir un plato de verduras en las cenas, comer frutos secos en lugar de galletas a modo de refrigerio*).

1. _____

2. _____

3. _____

La hidratación es medicinal

Beber suficiente agua, o mantenerse hidratado, es importante en todo buen plan de gestión del dolor, si bien a menudo se pasa por alto. El agua desaloja las toxinas del organismo, lubrica las articulaciones, reduce el dolor articular y previene y combate los calambres musculares. Es necesaria para la producción de hormonas y neurotransmisores, facilita la regulación de la temperatura a través del sudor y la respiración, elimina los desechos del cuerpo, ayuda a transportar oxígeno a todas las partes del organismo y permite que las células crezcan y sobrevivan. Mantenerse hidratado también puede incrementar el nivel de energía, fortalecer el sistema inmunitario, evitar dolores de cabeza y corporales, y potenciar la atención y la concentración. Por lo general, se recomienda beber ocho vasos de agua o más al día, pero la mayoría de nosotros no bebemos la suficiente cantidad.

¿Qué sensaciones experimentas cuando estás deshidratado?

Indica dos maneras en que puedes asegurarte de beber más agua esta semana. (Ejemplos: *llevar una botella de agua al trabajo, beber un vaso de agua más en cada comida, dejar una jarra con agua al lado del televisor*).

1. _____

2. _____

Medicina social

¿Qué tienen que ver los factores sociales con el dolor de espalda o un diagnóstico de cáncer? La ciencia nos dice que los factores sociales tienen un papel fundamental en el dolor, hasta el punto de que constituyen una tercera parte de este problema biopsicosocial.

Piensa en esto: ¿cuál es el peor castigo que se le puede infligir a un ser humano? ¿El tráfico en el Día de Acción de Gracias, dices? ¿La cárcel? Buenos intentos, pero no. Si te portas mal en la cárcel, te ponen en confinamiento solitario, aislado en una habitación; no puedes establecer contacto con nadie ni comunicarte con nadie. ¿Qué nos dice sobre los seres humanos el hecho de que el peor castigo al que se nos pueda someter sea aislarnos?

Los seres humanos estamos programados biológicamente para relacionarnos con los demás, y nuestro bienestar físico y psicológico depende de que lo hagamos. Para sobrevivir en la naturaleza cuando éramos cazadores y recolectores, necesitábamos colaborar, cooperar y cuidar unos de otros para asegurarnos de tener alimentos, agua y refugio. El hecho de que hubiese más personas alrededor aportaba seguridad contra los depredadores y ofrecía protección a la tribu. De hecho, el comportamiento social es tan crucial para la supervivencia que el cerebro humano desarrolló un sistema para recompensarnos por tenerlo: cuando nos relacionamos con los demás, el cerebro libera *oxitocina*, *serotonina* y *dopamina*, neurotransmisores que transmiten sentimientos de felicidad, conexión, recompensa y placer. Y también libera *endorfinas*, los analgésicos naturales del cuerpo.

Es muy probable que ya hayas experimentado algunos de los componentes sociales del dolor sin siquiera darte cuenta. Los experimentaste en esa ocasión en que estabas enfermo con gripe, siendo niño, y tu madre te acariciaba la espalda y te decía que todo iba a ir bien, con lo que te sentías un poco mejor. Los experimentas cuando, al compartir malas noticias con seres queridos, tu carga parece reducirse a la mitad. Los experimentas cuando te sientes más animado y esperanzado en el momento en que un amigo te dice que no estás solo. Los experimentas cuando encuentras un grupo de personas que han recibido el mismo diagnóstico que tú y están pasando por dificultades parecidas, y compartís historias. Los experimentas cuando los amigos te traen comida o alguien te sostiene la mano. Los experimentas cuando hay un equipo terapéutico compasivo y atento cuidando de ti.

A menudo, los amigos y compañeros de la persona que vive con dolor crónico se distancian de ella, por lo que esta se siente excluida o relegada. Cuando estamos socialmente aislados, los niveles de serotonina y dopamina disminuyen y podemos tener ansiedad y sentirnos solos y deprimidos. Estos estados de ánimo negativos hacen que la intensidad del dolor aumente. De hecho, el dolor derivado de la soledad y el rechazo social se procesa en las mismas partes del cerebro que el dolor físico. *Sentirse solo duele.*

El aislamiento social también desencadena la liberación de la hormona del estrés *cortisol*, lo que resulta en una debilitación del sistema inmunitario y favorece la inflamación. Además, hay estudios que han mostrado que la soledad y el aislamiento pueden aumentar la probabilidad de enfermedad y muerte en las personas mayores. Por lo tanto, para gozar de una mejor salud *física* es importante que te ocupes de tu salud *social*.

El ámbito social del dolor también incluye factores culturales, socioeconómicos y ambientales. Tener bajos ingresos, la falta de acceso a alimentos nutritivos, el desempleo, las condiciones laborales insalubres, un hogar y una vida familiar inestables, la falta de formación y el hecho de vivir en entornos desfavorecidos está asociado, todo ello, con una salud deficiente. No poder acceder a una atención médica de calidad y no poder costear tratamientos para el dolor como la psicoterapia, la biorretroalimentación, ciertos procedimientos médicos y fármacos hace que sea muy difícil obtener una atención efectiva.

Ejercita tu músculo social

Si has permanecido en espacios interiores —si has estado solo en casa durante períodos prolongados, sobre todo—, tu «músculo social» puede haberse atrofiado. No estoy hablando de un músculo real, por supuesto, pero como ocurre con todas las habilidades, las de tipo social deben ejercerse regularmente para mantenerse fuertes y funcionales. Si no tienes contacto social, conversaciones e interacciones en la vida real con regularidad, tu músculo social puede debilitarse. Por ejemplo, ¿has advertido que cuanto más tiempo estás dentro de casa aislado, jugando a videojuegos y viendo la televisión más difícil te resulta salir a lidiar con la vida? De pronto, socializar, ir al supermercado e incluso vestirte puede parecerte abrumador y provocarte ansiedad. Una forma de superar este obstáculo es ir retomando el comportamiento social poco a poco, de forma progresiva. Elige una interacción social poco comprometida que te produzca muy poca ansiedad y te parezca exenta de riesgos, como podría ser ir al mercado a comprar leche o sacar el perro a pasear. Mañana, afronta un nuevo desafío pequeño, como saludar al cajero. También puedes ejercitar tu músculo social en el terreno virtual, programando videollamadas con amigos y familiares que están lejos, asistiendo a cursos y talleres virtuales interactivos o incluso participando en actividades y reuniones religiosas en línea. *La exposición regular y gradual no es oportuna para el ejercicio solamente; también lo es para la interacción social.*

Si estás enfermo o vives con dolor, es más importante que nunca que cuentes con apoyo social. Recurre al sistema de apoyo en el que puedes confiar (la familia, amigos, un equipo del que formes parte, tu grupo religioso) y pasa tiempo con las personas que se preocupan por ti. Si no cuentas con un grupo de apoyo, participa en actividades que te saquen del aislamiento. Esto es lo que hizo Sohita:

La medicina social de Sohita

Sohita tenía neurofibromatosis, un trastorno genético doloroso que hacía que le saliesen tumores por todo el cuerpo y le desfiguraba la cara. Se avergonzaba de su aspecto y detestaba salir de casa. Cuando salía, imaginaba que la gente la miraba con desagrado y se burlaba de su aspecto. Vestía ropa que le iba grande, se ponía un abrigo incluso en los días más calurosos y llevaba una mascarilla incluso cuando no era necesario. Se sentía aislada y sola. Sohita nunca había sido especialmente religiosa, pero cuando era niña, su familia pertenecía a una iglesia. Su tía la convenció de que se acercara a la parroquia de su localidad para ver si organizaba algún evento. Se enteró de que había un grupo de lectura mensual y decidió asistir. Cuando salió del coche en el aparcamiento de la iglesia, nadie la miró fijamente. Cuando entró en el edificio, nadie la señaló ni salió corriendo. Cuando se presentó al club de lectura, los participantes asintieron y sonrieron. Estaba tan complacida y sorprendida que reunió valor para hablar con el hombre que estaba sentado a su lado, Tom. Al final de la sesión, Sohita y Tom se inscribieron juntos en los grupos de lectura mensuales. Esto le recordó que la neurofibromatosis no la controlaba ni definía su vida. Sintiéndose más segura, se puso en contacto con viejos amigos y organizó una noche de juegos en casa. Para ella fue empoderador explicar su problema de salud, recibir apoyo y sentirse aceptada. La interacción social le ayudó a sentirse... ¡normal!

Terapia con mascotas peludas[*]

Las mascotas peludas pueden constituir un tipo de medicina social. Los estudios al respecto indican que tener una mascota puede ser beneficioso: las mascotas pueden proporcionar consuelo y apoyo, e incluso favorecer la salud. La terapia con mascotas peludas puede bajar el nivel de cortisol (una hormona del estrés), reducir la presión arterial y el colesterol, mejorar el estado de ánimo, hacer que sintamos mayor apoyo, aliviar la ansiedad, hacernos reír y sonreír, mitigar la depresión y la soledad, mejorar la salud del corazón y aumentar la sensación de bienestar general.

El hecho de acariciar y abrazar las mascotas también hace que se libere oxitocina, una hormona que induce sentimientos de conexión, apego y vínculo. En estudios realizados con animales se ha demostrado que la oxitocina aumenta la tolerancia al dolor e incluso actúa

---

[*] N. del T.: Hay que tener en cuenta que la autora no escribe nunca «fuzzy pets» ('mascotas peludas'), sino «fuzz therapy» ('terapia peluda'), «in fuzzy form» ('en forma peluda')... Evita así hacer explícito que la mascota tenga que ser peluda, aunque está claro que está pensando en este tipo de animales. A lo largo del libro, hace referencia a los perros y los gatos en varios momentos.

como un agente antiinflamatorio. Además, cuando un animal depende de uno para sobrevivir, hay una motivación más para vivir y para tener comportamientos saludables: si el perro necesita salir dos veces al día, esto puede animarnos a caminar más, recibir más luz solar e incluso socializar con otros dueños de perros. ¡No es de extrañar que las mascotas a menudo desempeñen el papel de animales que brindan apoyo emocional! Incluso existen programas de terapia asistida en los que se entrena a animales para que contribuyan a la rehabilitación de pacientes con enfermedades agudas o crónicas.

Tu plan de medicina social
(marca las opciones que podrían ser apropiadas para ti)

¿Qué puedes hacer para recibir más apoyo social?

- Enviar un mensaje de texto a un amigo o llamarlo.
- Encontrar un grupo de apoyo en línea para personas que tienen el mismo problema de salud que tú.
- Ir al parque para perros y hacerte amigo de los perros y sus dueños.
- Invitar a un amigo a ver una película de risa juntos o mirar la misma película en línea aunque estéis en lugares diferentes.
- Ir a leer a una cafetería.
- Programar citas virtuales para tomar café con amigos de todo el mundo.
- Trabajar como voluntario en un hospital.
- Visitar un refugio de animales cercano y mimar a los gatos.
- Apuntarte a clases de repostería o lecciones de cocina virtuales con algunos amigos.
- Hacer una lista de libros que te gustaría leer y crear un club de lectura.
- Unirte a un coro (¡aunque no se te dé bien cantar!).

- Participar en un grupo de apoyo para personas que tienen dolor crónico o asistir a una clase de mindfulness, en tu localidad o en línea.
- Sentarte en el escalón de la entrada de tu casa y hablar con un vecino.
- Asistir a lecturas impartidas por autores en la librería de tu localidad.
- Unirte a un grupo de estudiosos de la naturaleza o de observación de aves.
- Pedirle a tu médico que te conecte con otras personas que tengan tu mismo problema de salud o que te ayude a empezar a crear un grupo o una lista de correo electrónico.
- Volver a reunir a tu pandilla.
- Asistir a la reunión de un grupo de Alcohólicos Anónimos, Narcóticos Anónimos, Al-Anon u otro grupo que siga el modelo de recuperación de los doce pasos.
- Organizar una partida de cartas semanal.
- Apuntarte a un gimnasio y participar en una clase (de natación, yoga o pilates).
- Reunir un grupo para ir al cine.
- Asistir a un taller de arte o una clase de informática en una escuela de formación continua.
- Asistir a una serie de conferencias en una universidad cercana.
- Ofrecerte a cuidar gatos de amigos.
- Preguntarle al empleado de la cafetería cómo le va el día.
- Hacer tareas de voluntariado en la biblioteca de tu localidad.
- Unirte a un grupo de Meetup para personas que comparten aficiones similares (por ejemplo, juegos de preguntas y respuestas en bares [grupos de Trivial en bares], programas británicos de repostería, motocross).

Tus ideas:

_____

_____

_____

_____

_____

Cuando las relaciones duelen

Si bien las relaciones son importantes, no siempre son saludables. Existe una correlación especialmente alta entre los sistemas familiares disfuncionales y el dolor crónico. De hecho, los traumas experimentados en la primera infancia y la disfunción familiar (que incluye problemas como el abuso, la violencia doméstica, conflictos físicos y verbales, el hecho de que alguno de los padres tenga una enfermedad mental, el abuso de sustancias y la exclusión) son factores de riesgo significativos para la aparición y la persistencia del dolor crónico y otros problemas de salud. Y las relaciones tóxicas no se limitan a las familias; hay relaciones románticas, profesionales y de amistad que también pueden ser poco saludables.

Las interacciones sociales incluso pueden ser *dolorosas*. Piensa en cómo te sentiste, tanto física como emocionalmente, después de una ruptura, una pelea terrible con tu padre, tu madre o tu cónyuge, o cuando te excluyeron de algo. ¿Te dolió el corazón? ¿Experimentaste náuseas? ¿Se sintió pesado o dolorido tu cuerpo? Hay estudios que indican que el rechazo social activa los mismos circuitos neuronales que procesan el dolor. De hecho, el «dolor social» y el dolor físico son procesados por vías cerebrales que están superpuestas. ¡El amor puede doler realmente! Por lo tanto, es importante establecer límites en las relaciones tóxicas.

¿Mantienes relaciones poco saludables en tu vida? ¿Cómo te afectan física y emocionalmente?

_____

_____

_____

_____

Indica dos maneras en que puedes limitar tu exposición a las relaciones tóxicas:

1. _____

2. _____

¿Cómo puedes poner límites saludables esta semana? (Ejemplo: *decir «no» a los planes de otras personas*).

_____

_____

También existe el *apoyo excesivo*. Las familias pueden contribuir, sin darse cuenta, a la catastrofización, el miedo al movimiento y el afrontamiento poco saludable. Si una persona que forma parte de tu vida hace todo por ti (te prepara los baños, saca tu comida de la nevera, programa todas tus citas…), tu cerebro puede interpretar que eres alguien impotente, discapacitado, incapaz e incompetente.

Recupera el poder realizando actividades que te permitan sentirte competente y seguro de ti mismo frente al dolor. Esto significa que debes fortalecer la confianza en ti mismo en cuanto a tu capacidad de moverte, utilizar el cuerpo y cuidar de ti. Por supuesto, esta no es una regla absoluta que deban seguir todas las personas en todas las situaciones, y no significa que tu familia y tus amigos no deban ayudarte cuando lo necesites. ¡Claro que deben estar ahí para apoyarte! Es importante que pidas ayuda cuando sea conveniente; no tienes que avergonzarte de hacerlo. Pero para recuperar tu capacidad de hacer las cosas y mitigar la alarma del dolor, es importante que le enseñes a tu cerebro que eres una persona capaz y poderosa, *aunque* vivas con dolor. Por ejemplo, preparar una comida es la única forma que tienes de demostrarle a tu cerebro que *aún puedes* hacerlo.

Indica dos tareas que alguien esté haciendo por ti en la actualidad que querrías intentar asumir tú mismo:

1. _____

2. _____

La gestión de la fatiga: el desgaste y la recarga

La fatiga y la apatía suelen acompañar al dolor crónico. Por lo tanto, es importante que estés atento a tu energía y observes cuáles son las relaciones y actividades que te agotan y cuáles son las que te energizan. Este seguimiento te ayudará a tomar conciencia de los «desgastes» y las «recargas» en el transcurso de la semana. En los próximos días deberás tomar nota de los momentos en los que tu energía aumenta (los momentos en que te sientes revitalizado, vigorizado y más motivado) y los momentos en los que tu energía baja y te sientes más apático, débil y fatigado. Registra tus observaciones en la tabla que sigue. A continuación, proponte reducir una actividad que te desgaste y potenciar otra que te recargue cada semana. Conserva la energía para invertirla en las actividades e interacciones sanadoras y dedica menos a aquellas que te agotan.

Actividades que desgastan (agotan) y recargan (energizan) a Cory

DESGASTAN	RECARGAN
Recibir correos electrónicos de mi hermana y su marido.	Escribir junto al lago.
Pasar el aspirador.	Ir al jardín botánico.
Mi colega Rebecca.	Pasar tiempo con mis primos.
Hacer la compra.	Preparar una comida rica.

Metas de esta semana

Realizar en menor medida una actividad agotadora: Pasar menos tiempo con Rebecca.

Realizar en mayor medida una actividad energizante: Reservar dos horas el domingo para escribir junto al lago.

Actividades que te desgastan (agotan) y te recargan (energizan)

ME DESGASTAN	ME RECARGAN

Metas de esta semana:

Realizar en menor medida una actividad agotadora: _____

_____

Realizar en mayor medida una actividad energizante: _____

_____

Conclusión

¡Ya casi has llegado! Ahora que cuentas con técnicas para mejorar el sueño, el ejercicio, la nutrición, la vitalidad y el desempeño social, combinaremos las distintas partes de este libro para ayudarte a integrar estas estrategias en tu vida. Veremos cómo elaborar un plan para el dolor e implementar una estructura en el día a día. Esto te ayudará a mantener la motivación, la organización y el rumbo. ¡La victoria es tuya!

CAPÍTULO 8

Juntando todo

Mejoramos en aquello que practicamos. Por ejemplo, para tener unos brazos fuertes, levanta pesas en el gimnasio todos los días y no tardarás en tener unos bíceps musculosos. Si quieres ser un chef habilidoso, practica cocinar y experimentar con recetas todos los días. Cuando practicamos algo, las vías cerebrales dedicadas a esa habilidad se vuelven más grandes y fuertes, porque, como sabemos, las neuronas que se disparan juntas se conectan entre sí. Este *aprendizaje* es la razón por la cual hacemos cada vez con mayor facilidad y de forma más automática aquello que practicamos.

Para romper el ciclo del dolor crónico, reconfigura tu sistema del dolor estableciendo una rutina de práctica en casa en la que utilices técnicas de gestión del dolor *todos los días*. Con este fin, elige un momento y un lugar para practicar estas estrategias de afrontamiento, aunque solo sea durante diez minutos. Tal vez te lleve un tiempo establecer una nueva rutina, pero una vez que hayas adquirido el hábito de practicar a diario, te será más fácil mantenerla. Los momentos más importantes para practicar son *cuando el dolor es moderado, bajo o nulo*; de esta manera, cuando tengas un episodio de dolor intenso ya habrás aprendido las nuevas estrategias de afrontamiento y las aplicarás de forma casi automática, lo que te permitirá lidiar con el dolor con rapidez y eficacia.

Plan de rutina en el hogar de Victor:

Estrategia de afrontamiento: Atención plena (mindfulness).

Hora de la práctica diariá: 8 p. m. (después de cenar, antes de ver Netflix).

Lugar de la práctica: El sofá de la sala de estar.

Cómo lo recordarás: Configuraré la alarma del teléfono; practicaré con Marie-Helene.

Tu plan de rutina en el hogar:

Estrategia de afrontamiento:_____

Hora de la práctica diaria: _____

Lugar de la práctica: _____

Cómo lo recordarás: _____

El plan de cinco cosas

Ahora cuentas con una gran cantidad de estrategias para mejorar tu salud cambiando los desencadenantes, los pensamientos, las emociones, las estrategias de afrontamiento, las actividades, los hábitos de sueño, los hábitos alimentarios y los factores sociales. Una excelente manera de juntar todos estos ingredientes es elaborar lo que llamo el *plan de cinco cosas*. A partir de hoy, tu misión consistirá en hacer cada día cinco cosas con el fin de sentirte mejor. Tus cinco cosas pueden incluir cualquier actividad o estrategia de afrontamiento del dolor que lo mitigue y te ayude a recuperar tu vida. Al elegir las actividades diarias, sigue estas dos pautas: (1) asegúrate de que una actividad sea *al aire libre*, exponiéndote así más a la luz solar, a la gente y a la serotonina, y (2) asegúrate de que una actividad sea *física*, para fomentar la desensibilización del cerebro y el resto del cuerpo y favorecer la liberación de serotonina, dopamina y endorfinas. Si te mueves o haces ejercicio al aire libre, estarás combinando estas dos pautas. Si estás tratando de volver al trabajo o de mejorar tu función cognitiva, asegúrate de elegir al menos una actividad de tipo mental, como leer o escribir, para ejercitar tu mente.

Paso 1. Elabora tu propio *menú de cinco cosas*. Combina las estrategias que se ofrecen en este libro con tus objetivos personales para elaborar tu propio menú de estrategias de afrontamiento diarias destinadas a aliviar el dolor. Dentro de cada categoría, puedes incluir varias opciones de práctica, como se muestra en el menú de Jessa, a continuación. No pasa nada porque haya actividades en dos categorías; por ejemplo, si montar en bicicleta te encaja como exposición regular y gradual a una actividad y también como actividad placentera, puedes incluirla como opción en ambas categorías. Especifica la cantidad de tiempo que planeas dedicar a cada actividad para asegurarte de que tus objetivos sean específicos, realistas y alcanzables. Echa un vistazo al *plan de cinco cosas* de Jessa y después elabora el tuyo.

Menú de cinco cosas de Jessa

Estrategia de afrontamiento	Opciones
Desencadenantes y emociones	Detectar desencadenantes y cambiarlos, «hervir el agua en una tetera» (ver página 95), rellenar la hoja de trabajo de la receta del dolor.
Exposición regular y gradual a la actividad	Rellenar la hoja de trabajo de la exposición regular y gradual a la actividad, hacer punto durante diez minutos, ocuparme del jardín durante siete minutos, pasar el aspirador durante tres minutos.
Ejercicio	Dar la vuelta a la manzana caminando, pedalear en la bicicleta estática durante veinte minutos, hacer quince flexiones, hacer diez abdominales, levantar pesas ligeras durante tres minutos.
Exposición regular y gradual al trabajo	Ir a trabajar media jornada, leer un libro divertido durante veinte minutos antes de acostarme, escribir durante quince minutos.

Menú de cinco cosas de Jessa

Estrategia de afrontamiento	Opciones
Distracción	Rellenar la hoja de trabajo de las distracciones, visitar gatitos en el refugio de animales, devolver libro a la biblioteca, ver películas, dibujar.
Actividad placentera	Bailar durante diez minutos, ocuparme del jardín durante quince minutos, jugar con el perro a atrapar una pelota, pintar con acuarelas, montar en bicicleta durante veinte minutos.
Biorretroalimentación	Calentamiento de manos, aplicaciones de biorretroalimentación (biofeedback).
Relajación, atención plena	App de mindfulness, respiración abdominal, exploración corporal, yoga, mindfulness de los cinco sentidos.
Visualización	Visualizar un lugar seguro (una playa), visualización sanadora.
Atrapar y examinar pensamientos	Hacer el seguimiento de la voz del dolor, trampas mentales, preguntas de detective, «y si...».
Cambiar pensamientos	Voz sabia, pensamientos de afrontamiento, «agradecimientos y cosas buenas», pensar en gris, imaginar un milagro.
Higiene del sueño	Acostarme a las 11 p. m. y levantarme a las 7 a. m. cada día, tapar los relojes, salir de la cama a los veinte minutos si tengo ansiedad o no me duermo.
Nutrición	Tomar una fruta o verdura con cada comida, tomar como refrigerio frutos secos en lugar de galletas.
Medicina social	Invitar a amigos para una noche de juegos el viernes, nadar con Sophia este fin de semana, llamar a la abuela.
Gestión de la fatiga	Hacer el seguimiento de las actividades que me desgastan y las que me recargan, y hacer menos una de las primeras y más una de las segundas.

Recuerda que no tienes que realizar todas las actividades que anotes en la columna «Opciones»; solo son «elementos de menú» entre los que elegir. Puedes descargar una copia en blanco de esta hoja de trabajo (en inglés) en https://www.newharbinger. com/9781684036448/#nh-book-accessories («Your Five-Things Menu»).

Tu menú de cinco cosas

Estrategia de afrontamiento	Opciones
Desencadenantes y emociones	
Exposición regular y gradual a la actividad	
Ejercicio	
Exposición regular y gradual al trabajo	
Distracción	
Actividad placentera	
Biorretroalimentación	
Relajación, atención plena	

Tu menú de cinco cosas

Estrategia de afrontamiento	Opciones
Visualización	
Atrapar y examinar pensamientos	
Cambiar pensamientos	
Higiene del sueño	
Nutrición	
Medicina social	
Gestión de la fatiga	
Otras ideas	1. 2. 3.

Paso 2. Establece un plan de recompensas. Las recompensas nos ayudan a motivarnos y pueden hacer que el trabajo duro sea más divertido. Si te parece infantil establecer un sistema de recompensas para ti mismo, ten en cuenta que actuamos para obtener recompensas *todo el tiempo*. Trabajamos para ganar dinero (recompensa) y consumimos comidas saludables para poder disfrutar de un tarro de helado en

un momento dado (recompensa). ¡Las vacaciones de verano son una recompensa, como lo es el beso que te ha dado tu hija!

Cada vez que practiques cinco estrategias de afrontamiento saludables al día, comprométete a darte una recompensa. Tu familia, tu cónyuge o tus amigos pueden participar y recompensarte, o puedes darte un gusto tú mismo. Piensa en las recompensas que te gustaría obtener, desde pequeñas cosas hasta grandes gratificaciones, y elabora un «menú de recompensas» que parezca una lista de deseos de cumpleaños. Puedes ganar una pequeña recompensa diaria por hacer cinco cosas (ver tu programa de televisión favorito, por ejemplo) o acumular puntos a lo largo de siete días en los que te mantengas fiel al plan para obtener una recompensa más grande al final de la semana (un pequeño viaje o una excursión, unas botas de vaquero...).

Asegúrate de elegir recompensas por las que estés dispuesto a esforzarte; de lo contrario, el plan no será efectivo. Si la recompensa que has elegido no es lo suficientemente motivadora como para hacer que te levantes del sofá y salgas por la puerta, *es la recompensa equivocada*. Vuelve a barajar opciones y piensa en algo que realmente te motive a actuar.

Ejemplo: Menú de recompensas de Jessa

Ver dos episodios de Anatomía de Grey.

Unas botas de cuero nuevas.

Clases de natación.

Apartar dinero para una bañera de hidromasaje.

Ir al Parque Nacional de Yosemite con los niños.

Tu menú de recompensas:

_____

_____

_____

_____

_____

Paso 3. Selecciona cinco estrategias de afrontamiento que pondrás en práctica cada día de esta semana y anótalas en la tabla que sigue, junto con la hora y el lugar en que las implementarás. Pon esta tabla en algún lugar visible (una pared de tu dormitorio o tu despacho, la puerta de la nevera...) como recordatorio diario. Comprométete a practicar todos los días durante una semana y haz el seguimiento de tus progresos diarios en la misma tabla, en los espacios destinados a ello. A la semana siguiente, puedes efectuar cambios en las _cinco cosas_ o mantener las mismas. Asegúrate de que al menos una de las «cosas» sea un tipo de ejercicio y de que al menos una sea al aire libre. Posteriormente, elige una recompensa del menú de recompensas. En el ejemplo de Jessa, hacía años que quería llevar a sus hijos al Parque Nacional de Yosemite, y decidió que se daría un punto cada día hasta llegar a acumular siete, que equivaldrían al viaje a Yosemite. En caso de hacer las _cinco cosas_ todos los días durante siete días, ganaría el viaje (1 punto x 7 días = 7 puntos). Recuerda que las recompensas se otorgan solo por hacer _las cinco cosas cada día_. En caso de que hoy hayas hecho lo estipulado para conseguir la recompensa, apunta lo que has obtenido a estos efectos en la fila inferior. La próxima semana, puedes modificar tus _cinco cosas_ o mantenerlas igual. Con lo que hizo Jessa el domingo 3 de junio, ganó un punto.

Las cinco cosas de Jessa para el domingo 3 de junio

Estrategia de afrontamiento	Objetivo	¿Realizado?
1. Exposición regular y gradual a la actividad	Caminar alrededor de la manzana a las 9 a. m. durante 20 minutos (ejercicio + aire libre).	Sí
2. Relajación, atención plena	App de mindfulness: exploración del cuerpo a las 9 p. m.	Sí
3. Trabajo mental	Escribir pensamientos de afrontamiento formulados por la voz sabia a las 12 p. m.	Sí
4. Nutrición	Comer una fruta o una verdura en cada comida: uvas en el desayuno, una manzana en el almuerzo, una ensalada en la cena.	Sí
5. Conexión social	Invitar a una amiga a casa el viernes al anochecer para jugar a algo.	Sí
Recompensa: ¡1 punto para el viaje a Yosemite!		

Puedes descargar una copia en blanco de esta hoja de trabajo (en inglés) en https://www.newharbinger.com/9781684036448/#nh-book-accessories («Your Five-Things for [date]»).

Tus cinco cosas para... (fecha)

Estrategia de afrontamiento	Objetivo	¿Realizado?
1.		
2.		
3.		
4.		
5.		
Recompensa:		

Paso 4. Haz un seguimiento de tus progresos semanales y de las recompensas que estás obteniendo; anótalo en la tabla que sigue. Por ejemplo, transcurrida una semana, a Jessa le falta poco para obtener el viaje a Yosemite, pero aún no lo ha conseguido, porque solo utilizó las estrategias de afrontamiento cuatro días de los siete.

Seguimiento semanal de Jessa

	¿Realizadas las cinco cosas? (Sí/No)	Recompensa (puntos, etc.)
Lunes	Sí	1 punto
Martes	No	
Miércoles	Sí	1 punto
Jueves	Sí	1 punto
Viernes	No	—
Sábado	No	—
Domingo	Sí	1 punto
Total	1 días	4 puntos
¿Recompensa?	No	(¡Estoy cerca de conseguirlo!)

Tu seguimiento semanal

	¿Realizadas las cinco cosas? (Sí/No)	Recompensa (puntos, etc.)
Lunes		
Martes		
Miércoles		
Jueves		
Viernes		
Sábado		
Domingo		
Total		
¿Recompensa?		

Puedes descargar una copia en blanco de esta hoja de trabajo (en inglés) en https://www.newharbinger.com/9781684036448/#nh-book-accessories («Your Weekly Tracker»).

Elabora un plan para el dolor

Cuando nos sentimos tranquilos y confiados frente al dolor, las crisis de dolor son mucho menos perturbadoras. Para sentirte preparado, algo que puedes hacer es elaborar un *plan para el dolor* en previsión de los episodios agudos. Un *plan para el dolor* es un plan para un día difícil que incluye estrategias de afrontamiento efectivas para ti. Con un plan de este tipo, tú, tu familia y el equipo que te está tratando contaréis con una guía para hacer frente a los días duros. Prevé dos escenarios: lo que harás en casa y lo que harás en el trabajo.

Puedes escribir tu plan para el dolor con rotuladores y bolígrafos de colores. Pégalo en la nevera, ponlo en tu maletín y entrega una copia a tus seres queridos y otra a tu médico. De esta manera, si empiezas a sentirte mal, nadie perderá los nervios y todo el mundo sabrá qué hay que hacer, *tú* sobre todo. Este es el plan para el dolor de Eli, pensado para cuando empieza a manifestarse una migraña:

Plan para el dolor de Eli

En casa	En el trabajo
1. Hidratarme, comer algo.	1. Hidratarme, comer una barrita de cereales.
2. Tumbarme en el sofá durante 20 minutos.	2. Relajarme en la sala de reuniones durante 20 minutos.
3. Aplicar una bolsa de gel frío en la cabeza.	3. Aplicar una bolsa de gel frío en la cabeza.
4. Escuchar el audio de una práctica guiada de este libro, usar apps de mindfulness, respirar desde el vientre, hacer la práctica de exploración (escaneo) del cuerpo.	4. Llevar cascos al trabajo para escuchar apps de mindfulness, respirar desde el vientre, hacer la práctica de exploración (escaneo) del cuerpo.
5. Hacer estiramientos, salir a dar un paseo, salir a tomar el fresco.	5. Hacer estiramientos en la sala de descanso, salir a dar un paseo, salir a tomar el fresco.
6. Distraerme: jugar con el perro, terminar un puzle, hacer costillas a la parrilla.	6. Distraerme: leer un podcast durante 20 minutos, llevar sudokus al trabajo
7. Monólogo interior: «Solo este año he tenido 200 migrañas. Puedo superar esta también. No durará para siempre».	7. Monólogo interior: «Solo este año he tenido 200 migrañas. Puedo superar esta también. No durará para siempre».
8. Tomar la medicación necesaria.	8. Tomar la medicación necesaria.
9. Llamar a una amiga para que me apoye.	9. Salir de la oficina durante 10 minutos y llamar a una amiga para que me apoye.
10. Programar 3 pausas de afrontamiento hoy; configurar la alarma del teléfono con este fin.	10. Programar 3 pausas en el trabajo para utilizar estrategias de afrontamiento en el transcurso de la jornada; configurar la alarma del teléfono con este fin.

Puedes descargar una copia en blanco de esta hoja de trabajo (en inglés) en https://www.newharbinger.com/9781684036448/#nh-book-accessories («Your Pain Plan»).

Tu plan para el dolor

En casa	En el trabajo
1.	1.
2.	2.
3.	3.
4.	4.
5.	5.
6.	6.
7.	7.
8.	8.
9.	9.
10.	10.

También puedes elaborar un *plan biopsicosocial para el dolor* de alcance semanal con el fin de gestionar el dolor a largo plazo, eligiendo algunas estrategias biológicas, psicológicas y sociales de gestión del dolor para asegurarte de abordar estos tres ámbitos a lo largo de la semana, tanto si tienes una crisis de dolor como si no. Echa un vistazo al plan que estableció Lili para gestionar mejor su anemia de células falciformes y después elabora el tuyo. Descarga un *plan biopsicosocial para el dolor* en blanco (en inglés) para la próxima semana en https://www. newharbinger.com/9781684036448/#nh-book-accessories («Your Biopsychosocial Pain Plan»).

Plan biopsicosocial para el dolor de Lili

Medidas biológicas
1. Recibir una transfusión de sangre.
2. Hacer ejercicio (correr o andar en bicicleta) durante veinte minutos tres veces esta semana manteniendo un ritmo constante y moderado.
3. Tomar los medicamentos según las indicaciones del médico.
4. Hidratarme, comer frutas y verduras en cada comida y tomar vitaminas cada día.
5. Practicar la higiene del sueño.

Medidas psicológicas
1. Practicar la relajación durante una hora cada día, a las doce del mediodía.
2. Escribir pensamientos negativos sobre el dolor y cuestionarlos.
3. Visitar al terapeuta de TCC una vez por semana.
4. Practicar el autoapaciguamiento a diario: hacer una práctica de mindfulness por la mañana, escuchar música tranquilizadora, seguir *apps* de relajación.
5. «Hervir el agua en una tetera»: escribir en el diario dos veces esta semana.

Medidas sociales
1. Hacer planes sociales con amigos los martes y los sábados por la noche.
2. Organizar una videollamada con el grupo de apoyo en línea para la anemia de células falciformes.
3. Planificar una caminata de fin de semana con los niños.
4. Hacer voluntariado en el refugio de animales dos veces al mes para relacionarme con el vecindario.
5. Programar una noche de cine con las chicas.

Tu plan biopsicosocial para el dolor

Medidas biológicas

1. _____

2. _____

3. _____

4. _____

5. _____

Medidas psicológicas

1. _____

2. _____

3. _____

4. _____

5. _____

Medidas sociales

1. _____

2. _____

3. _____

4. _____

5. _____

Qué hacer si no puedes levantarte de la cama

A veces, el dolor y la enfermedad nos hacen sentir atrapados: atrapados en la cama, atrapados en casa...; en fin, atrapados. Nos resulta demasiado doloroso levantarnos, no digamos ya salir al exterior o ir a trabajar. Para superar este obstáculo, prueba el *plan de cinco pasos para salir de la cama*.

Paso 1. Piensa que te levantas de la cama. Utiliza la imaginación. Visualízate poniéndote en pie y caminando por la habitación. Imagina la sensación de tus pies en el suelo.

Respira desde el vientre; haz tres respiraciones lentas y profundas desde el abdomen.

Usa el monólogo interior. Detecta la *voz del dolor*. Escucha los *pensamientos trampa*. Contradícelos y escribe por qué no son ciertos. Presta atención a la voz sabia y recuerda la distinción entre *dolor* y *daño*: «Me he levantado de la cama un millón de veces antes. El hecho de levantarme y moverme no perjudicará a mi cuerpo. Moverme es el primer paso que debo dar para ver aliviado mi dolor».

Paso 2. Muévete: siéntate. Estimula la circulación de la sangre por las piernas tensando y soltando los músculos de las pantorrillas y los muslos. Presiona las piernas y los talones contra el colchón y después tensa todos estos músculos a la vez. «Pedalea» con las piernas en el aire mientras estás acostado bocarriba.

Monólogo interior: «Solo está ocurriendo que mi sistema del dolor, que es sensible, está haciendo sonar una falsa alarma. Experimento dolor cuando me muevo, pero mi cuerpo no resultará lastimado».

Piensa en una *recompensa* que te darás por levantarte de la cama: disfrutar una deliciosa comida, ver un determinado programa de televisión, comprarte ese horno para *pizzas* que te hace ilusión tener. Estás trabajando duro para hacer frente al dolor, y contar con una motivación extra podría serte útil.

Paso 3. Deja caer las piernas por el borde de la cama. Haz que tus pies establezcan contacto con el suelo. Observa cómo te sientes (¿nervioso?, ¿frustrado?, ¿abrumado?) y qué está pasando en tu cabeza. ¿En qué estás pensando?

Monólogo interior: acude a *declaraciones de afrontamiento* alentadoras y motivadoras. Por ejemplo: «¡Puedo hacer esto!; solo se trata de progresar paso a paso, poco a poco. Hace demasiado tiempo que el dolor está al mando. Estoy recuperando mi poder».

Respira desde el vientre: haz tres respiraciones lentas y profundas desde el abdomen.

Paso 4. Levántate despacio. Agárrate a algo si te sientes inestable. ¡Camina hacia tu recompensa! Acaricia al gato, pon dinero en el frasco, entra en Internet y compra ese artículo que estabas deseando. Si estás haciendo un seguimiento de las *cinco cosas*, haz que levantarte de la cama sea una de ellas y otórgate puntos.

Paso 5. Siéntete orgulloso de ti mismo por luchar contra la voz del dolor, que te dice que «no puedes». ¡Sí puedes!

Vive una vida que disfrutes

Aunque pueda resultar muy útil combinar la exposición regular y gradual, la programación de actividades, la higiene del sueño, el cuestionamiento de los pensamientos, el mindfulness, la relajación, la distracción y otras técnicas de la terapia cognitivo-conductual, no existe una cura instantánea o mágica para el dolor crónico. Incluso después de haber trabajado con este manual podrías seguir experimentando algo de dolor.

Al seguir este programa, es fundamental que seas consciente de que *puedes vivir una vida que disfrutes aunque tengas algo de dolor*. De hecho, en esta travesía, el objetivo principal es averiguar cómo hacer precisamente eso. Haz todo lo posible por sanar, bajar el volumen del dolor y mejorar tu desempeño. Pero si el dolor persiste, sírvete de las estrategias incluidas en este libro para diseñar una vida que disfrutes incluso si continúas experimentando cierta incomodidad. Añade más placer, luz del sol, actividades, naturaleza, amistades, movimiento y alegría a tu vida ¡Después de todo lo que has pasado, te lo mereces!, y nadie debería decirte lo contrario. Si has estado confinado en casa pensando que tu situación no tiene remedio, ha llegado la hora de que efectúes un cambio. Esta es la única vida que tienes, así que intenta hacer que cada día sea valioso para ti.

Cómo afrontar las estancias hospitalarias

No tiene nada de raro que las personas que viven con dolor deban someterse a procedimientos médicos y estar ingresadas en un hospital. Ambas circunstancias pueden ser difíciles y desempoderadoras, y pueden desencadenar traumas médicos. Cuanto más estresado, asustado e impotente te sientas, más protagonismo adquirirá tu dolor y peor funcionará tu sistema inmunitario. Por lo tanto, es importante que idees estrategias para sentirte seguro y tranquilo en los entornos médicos; así tendrás cierto control.

Para sobrellevar mejor las estancias nocturnas en el hospital y los procedimientos prolongados, podrías llevar contigo elementos que te distraigan y te tranquilicen, además de objetos reconfortantes. Un *objeto reconfortante* es cualquier artículo que te recuerde el hogar, un lugar seguro o a alguien a quien amas: el reloj de tu abuelo, un cordelito que tu hija ha atado alrededor de tu muñeca, una foto de tu perro... Lee la lista de sugerencias que sigue y después escribe la tuya.

LISTA DE ARTÍCULOS PARA LLEVAR
AL HOSPITAL (SUGERENCIAS)

- Auriculares y reproductor de audio para escuchar música, *podcasts*, audiolibros.
- iPad u ordenador portátil para ver películas, programas de televisión, vídeos de YouTube.
- Tu almohada favorita.
- Una manta (podría ser una manta ponderada, para estar más a gusto).
- Libros, revistas, lectores de libros electrónicos.
- Zapatillas, calcetines suaves y mullidos.
- Fotos (en tu teléfono o impresas).
- Diario o cuaderno.
- Tu ropa cómoda favorita.
- Una baraja de cartas, tejido de punto u otras actividades para mantener las manos ocupadas.
- Cartas de personas a las que quieres, incluidos los niños que forman parte de tu vida.

TU LISTA DE ARTÍCULOS PARA LLEVAR AL HOSPITAL

_____

_____

_____

_____

_____

_____

_____

_____

_____

_____

_____

La identidad del dolor: ¿quién eres realmente?

Es fácil que la vida gire en torno al dolor y la enfermedad. De hecho, el dolor quiere consumir toda tu identidad. El dolor es la razón por la cual no ves a tus amigos, pasas menos tiempo disfrutando de actividades familiares, dejas de practicar deporte, faltas al trabajo y te alejas de tu comunidad. Es aquello en lo que más piensas, una «tarea» a la que dedicas gran parte de tu espacio mental y tu energía. El dolor puede apoderarse de todo, incluso de tu identidad. Como me dijo un cliente, «soy la persona que pasa los fines de semana en el hospital, que siempre está probando nuevos medicamentos, que tiene que salir temprano del trabajo para ir al médico. Soy la persona que siempre está enferma y no puede ir a fiestas o viajar. El dolor ha invadido todos los aspectos de mi vida. Soy mi enfermedad».

Pero ahora que has leído este libro, sabes que no es el dolor quien manda: *eres tú*. El dolor ya no puede dominar tu identidad ni definir quién eres. ¡Eres mucho más que tu dolor! Es hora de que recuperes tu poder. Piensa ahora en qué es aquello que te define realmente, en quién eres *en realidad* por debajo del dolor.

MI IDENTIDAD:
Lo que más me gusta de mí mismo:

_____

_____

Mis aficiones:

_____

_____

Materias sobre las que más me gusta aprender:

_____

_____

_____

Las tres cosas que más amo en el mundo:

_____

_____

_____

Mis películas favoritas:

_____

_____

Mis libros favoritos:

_____

_____

Mis comidas favoritas:

_____

_____

Las personas con las que me siento más cómodo siendo yo mismo:

_____

_____

Tres cosas que me hacen reír:

1. _____

2. _____

3. _____

Se me da muy bien:

_____

_____

_____

Mi recuerdo favorito:

_____

_____

Soy una persona interesante porque:

_____

_____

Cosas que he logrado en la vida y de las que estoy orgulloso (*ganar un premio artístico, dibujar un libro infantil para mis sobrinos, ser el tipo de persona que ayuda a los demás*):

_____

_____

¡Eres mucho más que tu dolor!

El comienzo

Apuesto a que habías pensado que el título del último apartado sería «Conclusión». Pero ¿sabes qué? Has llegado al comienzo. Es cierto que este es el final de este manual de trabajo. ¡Felicidades; estás oficialmente un paso más cerca de tener una vida menos estresante y dolorosa! Te has mantenido firme, has hecho el trabajo, y esto requiere una persistencia y una determinación increíbles. Pero aunque este libro esté terminando... *el resto de tu vida solo está empezando*. Has pasado por mucho. Has probado muchos tratamientos. Ahora llevas contigo las estrategias de gestión del dolor que has aprendido allí adonde vas. ¡Sácalas al mundo y úsalas para estar al cargo de tu dolor!

Agradecimientos

Quiero expresar un profundo agradecimiento a los doctores Adriaan Louw y Lorimer Moseley, expertos internacionales y especialistas en explicar el dolor de forma profesional, por sus generosos comentarios; al doctor Mark Schumacher, médico extraordinario de la Universidad de California en San Francisco, defensor de la atención multidisciplinaria y partidario de la psicología del dolor, por su perspicaz prólogo, y al doctor Matt McKay por creer en este libro y en mí. Mando un agradecimiento especial a la doctora Anna Lembke por ser una pionera valiente, así como por sus sabios consejos y su apoyo; a los doctores Victor Yalom, Erik Peper y Chris Gilbert por su amistad y su asesoramiento; a Grant Benson, «médico de ordenadores» y salvador de libros, y a Tesilya Hanauer, Jennifer Holder, Ken Knabb y el increíble personal de New Harbinger por sus inestimables aportaciones.

Recursos
(en lengua inglesa)

Practicar técnicas de control del dolor es más fácil cuando se cuenta con apoyo y orientación. Incluyo aquí algunos recursos excelentes, como prácticas de mindfulness y relajación, visualizaciones guiadas, libros, aplicaciones (*apps*), sitios web, etc. Explora los ejercicios y aplicaciones y averigua cuáles se adaptan mejor a tus necesidades. Esta lista no pretende ser exhaustiva, pero es un buen punto de partida.

Audios con ejercicios guiados

Ejercicios de relajación y mindfulness de la doctora Zoffness para este libro en https://www.newharbinger.com/9781684036448/#nh-book-accessories

Palouse Mindfulness: un curso gratuito de reducción del estrés basada en la atención plena (en el lado izquierdo del sitio, bajo el título «Practices»), https://palousemindfulness.com

Dra. Dawn C. Buse: relajaciones guiadas, https://dawnbuse.com/relaxation/

Meditaciones del UCLA Mindful Awareness Research Center ('centro de investigación sobre la conciencia plena de la Universidad de California en Los Ángeles'): https://www.uclahealth.org/programs/marc/free-guided-meditations

Charlas sobre el dharma y prácticas de mindfulness guiadas del Dr. Bob Stahl: https://dharmaseed.org/teacher/268/

Meditaciones centradas en la compasión hacia uno mismo de la Dra. Kristin Neff: https://self-compassion.org/ (pestaña «Practices»)

Meditaciones de atención plena de la Dra. Tara Brach: https://www.tarabrach.com/guided-meditations/

Sitios web

Columna de gestión del dolor de *Psychology Today*: «Pain, Explained», https://www.psychologytoday.com/us/blog/pain-explained

Sitio web de la Dra. Zoffness, con recursos para el dolor (vídeos, libros, sitios web, apps): www.zoffness.com

Para encontrar un profesional de la biorretroalimentación: www.bcia.org, en la pestaña «Find a practitioner/mentor»

Para encontrar un profesional de la TCC-I que te ayude con los problemas de
sueño:
www.behavioralsleep.org
www.cbti.directory
RELIEF: noticias y formación sobre el dolor, www.iasp-pain.org/publications/
relief-news/
Practical Pain Management: formación y recursos sobre el dolor, www.practical-
painmanagement.com
MyCarePath: *apps* y recursos, https://mycarepath.ca/
Pain Revolution: formación y recursos sobre el dolor, www.painrevolution.org
Organizaciones sobre el dolor con recursos:
American Chronic Pain Association: www.acpanow.com
American Academy of Pain Medicine: https://painmed.org/resources/

**Artículos (búscalos en Internet escribiendo el título del artículo y el
nombre de la publicación o la entidad)**
«Think Pain Is Purely Medical? Think Again». *Psychology Today.*
«What Changes Pain?». *Psychology Today.*
«Research Uncovers Potential Treatment for Chronic Pain». *Psychology Today.*
«Boyfriend Doesn't Have Ebola. Probably». Hyperbole and a Half. (La versión de
la escala del dolor más divertida que existe, si necesitas reírte).
«The Neuroscience of Pain». *The New Yorker.*
«The Biopsychosocial Approach». *Practical Pain Management.*
«Failed Back Surgery Syndrome». *Practical Pain Management.*
«What is the Neuromatrix Theory of Pain?». Institute for Chronic Pain.
«Alternatives to Drugs for Treating Pain». *The New York Times.*
«Why Laughter May Be the Best Pain Medicine». *Scientific American.*

Apps
Stop, Breathe & Think: prácticas de relajación y meditaciones guiadas, más una
evaluación emocional. Los ejercicios duran entre tres y quince minutos.
Headspace: meditaciones guiadas y estrategias de relajación.
Calm: meditaciones guiadas y estrategias de relajación.
Curable Pain Relief: una aplicación de gestión del dolor con información y acti-
vidades.
Relax Melodies: meditaciones guiadas con música y sonidos de la naturaleza. In-
cluye audio para dormir.
Breathe2Relax: enseña la respiración diafragmática. Puedes cambiar la configu-
ración para que el tiempo de exhalación sea más prolongado y facilitar una
mayor relajación.
Rain Rain: paisajes sonoros relajantes para tranquilizarte, estudiar, relajarte y
dormir.

BellyBio Interactive Breathing: una aplicación de biorretroalimentación que enseña a hacer la respiración abdominal y la monitoriza.

Lista de *apps* relacionadas con el dolor: https://paindoctor.com/pain-diary-apps/

Vídeos (busca estos títulos en Internet)
«Tame the Beast: It's Time to Rethink Persistent Pain»
«Understanding Pain in Less Than Five Minutes, and What to Do About It»
«The Mysterious Science of Pain» (Joshua Pate)
«Learning How to Manage Pain During Medical Procedures» (Stanford)
«Why Things Hurt» (charla TED por Lorimer Moseley)

Podcasts
«Pain Reframed»
«Modern Pain Podcast»
«Healing Pain Podcast»
«Pain Science and Sensibility»
Podcasts de PAINWeek: www.painweek.org/media/listen
Podcasts de RELIEF News: https://relief.news/category/podcasts/

(Nota: Ten cuidado con los anfitriones de *podcasts* que venden soluciones rápidas consistentes en pastillas o dispositivos de una determinada marca o en tratamientos para el dolor que llevan un determinado nombre. Desafortunadamente, no existe una cura mágica para el dolor crónico, así que no creas a nadie que promocione una).

Libros
Butler, David y Lorimer Moseley. *Explicando el dolor.*
Carney, Colleen y Rachel Manber. *Quiet Your Mind and Get to Sleep: Solutions to Insomnia for Those with Depression, Anxiety, or Chronic Pain.*
Dahl, JoAnne y Tobias Lundgren. *Living Beyond Your Pain: Using Acceptance and Commitment Therapy to Ease Chronic Pain.*
Darnall, Beth. *Less Pain, Fewer Pills: Avoid the Dangers of Prescription Opioids and Gain Control over Chronic Pain.*
Davis, Martha, Elizabeth Robbins Eshelman y Matthew McKay. *The Relaxation & Stress Reduction Workbook.*
Doidge, Norman. *El cerebro se cambia a sí mismo.*
Kabat-Zinn, Jon. *Vivir con plenitud las crisis: cómo utilizar la sabiduría del cuerpo y de la mente para enfrentarnos al estrés, el dolor y la enfermedad.*
Lembke, Anna. *Drug Dealer, MD: How Doctors Were Duped, Patients Got Hooked y Why It's So Hard to Stop.*
Louw, Adriaan. *¿Por qué me duele?: un libro para pacientes sobre la neurociencia del dolor.*
McKay, Matthew y Peter Rogers. *Guía práctica para controlar tu ira.*

Peper, Erik, Katherine Gibney y Catherine Holt. *Make Health Happen: Training Yourself to Create Wellness*.

Sarno, John. *La mente dividida: la epidemia de los trastornos psicosomáticos*.

_____ *Libérese del dolor de espalda*.

Stahl, Bob y Elisha Goldstein. Mindfulness *para reducir el estrés: una guía práctica*.

Thernstrom, Melanie. *Las crónicas del dolor: curas, mitos, misterios, plegarias, diarios, imágenes cerebrales, curación y la ciencia del sufrimiento*.

Turk, Dennis y Frits Winter. *The Pain Survival Guide: How to Reclaim Your Life*.

van der Kolk, Bessel. *El cuerpo lleva la cuenta: cerebro, mente y cuerpo en la superación del trauma*.

Wall, Patrick. *Pain: The Science of Suffering*.

Williams, Mary Beth y Soili Poijula. *Manual de tratamiento del TEPT: técnicas sencillas y eficaces para superar los síntomas del trastorno de estrés postraumático*.

Zoffness, Rachel. *The Chronic Pain and Illness Workbook for Teens: CBT and* Mindfulness-*Based Practices to Turn the Volume Down on Pain*.

Referencias

Capítulo 1

Arntz, A. y L. Claassens (2004). «The Meaning of Pain Influences Its Experienced Intensity». *Pain*, 109, 20-25.

Atlas, L. y T. Wager (2012). «How Expectations Shape Pain». *Neuroscience Letters*, 520, 140-148.

Beecher, H. K. (1946). «Pain in Men Wounded in Battle». *Annals of Surgery*, 123 (1), 96-105.

_____(1956). «Relationship of Significance of Wound to Pain Experiences». *Journal of the American Medical Association*, 161 (17), 1609-1613.

Berg, L., C. Hellum, Ø. Gjertsen, G. Neckelmann, L. G. Johnsen, K. Storheim *et al.* (2013). «Do More MRI Findings Imply Worse Disability or More Intense Low Back Pain? A Cross-sectional Study of Candidates for Lumbar Disc Prosthesis». *Skeletal Radiology*, 42 (11), 1593-1602.

Bevers, K., L. Watts, N. Kishino y R. Gatchel (2016). «The Biopsychosocial Model of the Assessment, Prevention, and Treatment of Chronic Pain». *U.S. Neurology*, 12 (2), 98-104.

Brinjikji, W., P. H. Luetmer, B. Comstock, B. W. Bresnahan, L. E. Chen, R. A. Deyo *et al.* (2015). «Systematic Literature Review of Imaging Features of Spinal Degeneration in Asymptomatic Populations». *American Journal of Neuroradiology*, 36 (4), 811-816.

Butler, D. S. y G. L. Moseley (2016). *Explicando el dolor*, 2.ª ed. Adelaide (Australia): Noigroup Publications.

Colloca, L. y A. J. Barsky (2020). «Placebo and Nocebo Effects». *New England Journal of Medicine*, 382 (6), 554-561.

Darnall, B., D. Carr y M. Schatman (2017). «Pain Psychology and the Biopsychosocial Model of Pain Treatment: Ethical Imperatives and Social Responsibility». *Pain Medicine*, 18, 1413-1415.

Dimsdale, J. E. y R. Dantzer R. (2007). «A Biological Substrate for Somatoform Disorders: Importance of Pathophysiology». *Psychosomatic Medicine*, 69 (9), 850-854.

Dowell, D., T. M. Haegerich y R. Chou (2016). «CDC Guideline for Prescribing Opioids for Chronic Pain —United States, 2016». *Journal of the American Medical Association*, 315 (15), 1624-1645.

Edwards, R. R., R. H. Dworkin, M. D. Sullivan, D. C. Turk y A. D. Wasan (2016). «The Role of Psychosocial Processes in the Development and Maintenance of Chronic Pain». *The Journal of Pain*, 17 (9), T70-T92.

Fisher, J. P., D. T. Hassan y N. O'Connor (1995). «Minerva». *British Medical Journal*, 310, 70.

Gatchel, R. J. y A. M. Maddrey (2004). «The Biopsychosocial Perspective of Pain». En *Healthcare Psychology Handbook*, volumen 2, editado por J. Raczynski y L. Leviton L. Washington, D. C. (EUA): American Psychological Association Press.

Gatchel, R. J., B. Miller y L. Lou (2011). «Failed Back Surgery Syndrome». *Practical Pain Management*, 4 (3), 20-31.

Graham-Engeland, J. E., S. Song, A. Mathur, D. A. Wagstaff, L. C. Klein, C. Whetzel y W. T. Ayoub (2019). «Emotional State Can Affect Inflammatory Responses to Pain Among Rheumatoid Arthritis Patients: Preliminary Findings». *Psychological Reports*, 122 (6), 2026-2049.

Hebb, D. (1949). *The Organization of Behavior. A Neuropsychological Theory*. Nueva York, EUA: Wiley.

Institute of Medicine (US) Committee on Advancing Pain Research, Care, and Education (2011). *Relieving Pain in America: A Blueprint for Transforming Prevention, Care, Education, and Research*. Washington, D. C. (EUA): National Academies Press.

Krebs, E., A. Gravely, S. Nugent, A. C. Jensen, B. DeRonne, E. S. Goldsmith *et al.* (2018). «Effect of Opioid vs. Nonopioid Medications on Pain-Related Function in Patients with Chronic Back Pain or Hip or Knee Osteoarthritis Pain: The SPACE Randomized Clinical Trial». *Journal of the American Medical Association*, 319 (9), 872-882.

Lapate, R. C., H. Lee, T. V. Salomons, E. M. van Reekum, L. L. Greischar y R. J. Davidson (2012). «Amygdalar Function Reflects Common Individual Differences in Emotion and Pain Regulation Success». *Journal of Cognitive Neuroscience*, 24, 148-158.

Louw, A., E. J. Puentedura, K. Zimney y S. Schmidt (2016). «Know Pain, Know Gain? A Perspective on Pain Neuroscience Education in Physical Therapy». *Journal of Orthopaedic and Sports Physical Therapy*, 46 (3), 131-134.

Louw, A., K. Zimney, E. J. Puentedura e I. Diener (2016). «The Efficacy of Pain Neuroscience Education on Musculoskeletal Pain: A Systematic Review of the Literature». *Physiotherapy Theory and Practice*, 32 (5), 332-355.

Luo, Y., L. C. Hawkley, L. J. Waite y J. T. Cacioppo (2012). «Loneliness, Health, and Mortality in Old Age: A National Longitudinal Study». *Social Science and Medicine*, 74 (6), 907-914.

Malenbaum, S., F. J. Keefe, A. Williams, R. Ulrich y T. J. Somers (2008). «Pain in Its Environmental Context: Implications for Designing Environments to Enhance Pain Control». *Pain*, 134 (3), 241-244.

Martucci, K. T. y S. C. Mackey (2018). «Neuroimaging of Pain: Human Evidence and Clinical Relevance of Central Nervous System Processes and

Modulation». *Anesthesiology: The Journal of the American Society of Anesthesiologists*, 128 (6), 1241-1254.

Meeus, M., J. Nijs, J. van Oosterwijck, V. van Alsenoy y S. Truijen (2010). «Pain Physiology Education Improves Pain Beliefs in Patients with Chronic Fatigue Syndrome Compared with Pacing and Self-Management Education: A Double-Blind Randomized Controlled Trial». *Archives of Physical Medicine and Rehabilitation*, 91 (8), 1153-1159.

Meints, S. y R. Edwards (2018). «Evaluating Psychosocial Contributions to Chronic Pain Outcomes». *Progress in Neuro-Psychopharmacology and Biological Psychiatry*, 87 (parte B), 168-182.

Melzack, R. (1999). «From the Gate to the Neuromatrix». *Pain*, 82, S121-S126.

Melzack, R. y P. D. Wall (1965). «Pain Mechanisms: A New Theory». *Science*, 150, 971-979.

Melzack, R., T. J. Coderre, J. Kat y A. L. Vaccarino (2001). «Central Neuroplasticity and Pathological Pain». *Annals of the New York Academy of Sciences*, 933, 157-174.

Moseley, G. L. y D. S. Butler (2015). «Fifteen Years of Explaining Pain: The Past, Present, and Future». *The Journal of Pain*, 16 (9), 807-813.

Moseley, G. L. y H. Flor (2012). «Targeting Cortical Representations in the Treatment of Chronic Pain: A Review». *Neurorehabilitation and Neural Repair*, 26 (6), 646 652.

Nahin, R. I. (2015). «Estimates of Pain Prevalence and Severity in Adults: United States, 2012». *Journal of Pain*, 16 (8), 769-780.

Nahin, R. L., R. Boineau, P. S. Khalsa, B. J. Stussman, W. J. Weber (2016). «Evidence-Based Evaluation of Complementary Health Approaches for Pain Management in the United States». *Mayo Clinic Proceedings*, 91 (9), 1292-1306.

Orenius, T. I., T. T. Raij, A. Nuortimo, P. Näätänen, J. Lipsanen y H. Karlsson (2017). «The Interaction of Emotion and Pain in the Insula and Secondary Somatosensory Cortex». *Neuroscience*, 349, 185-194.

Ossipov, M. H., K. Morimura y F. Porreca (2014). «Descending Pain Modulation and Chronification of Pain». *Current Opinion in Supportive and Palliative Care*, 8, 143-151.

Tick, H., A. Nielsen, K. R. Pelletier, R. Bonakdar, S. Simmons, R. Glick *et al.* (2018). «Evidence-Based Nonpharmacologic Strategies for Comprehensive Pain Care: The Consortium Pain Task Force White Paper». *Explore: The Journal of Science and Healing*, 14 (3), 177-211.

Capítulo 2

Adler-Neal, A. L., N. M. Emerson, S. R. Farris, Y. Jung, R. C. Coghill y F. Zeidan (2019). «Brain Moderators Supporting the Relationship Between Depressive Mood and Pain». *Pain*, 160 (9), 2028-2035.

Ahmad, A. H. y R. Zakaria (2015). «Pain in Times of Stress». *Malaysian Journal of Medical Science*, 22 (número especial), 52-61.

American Psychiatric Association (7 de mayo de 2018). «Americans Say They are More Anxious than a Year Ago; Baby Boomers Report Greatest Increase in Anxiety». Recuperado de https://www.psychiatry.org/newsroom/news-releases/americans-say-they-are-more-anxious-than-a-year-ago-baby-boomers-report-greatest-increase-in-anxiety.

Bachhuber, M. A., S. Hennessy, C. O. Cunningham y J. L. Starrels (2016). «Increasing Benzodiazepine Prescriptions and Overdose Mortality in the United States, 1996-2013». *American Journal of Public Health*, 106 (4), 686-688.

Berna, C., S. Leknes, E. A. Holmes, R. R. Edwards, G. M. Goodwin e I. Tracy (2010). «Induction of Depressed Mood Disrupts Emotion Regulation Neurocircuitry and Enhances Pain Unpleasantness». *Biological Psychiatry*, 67, 1083-1090.

Burns, J. W., W. R. Nielson, M. P. Jensen, A. Heapy, R. Czlapinski y R. D. Kerns (2015). «Specific and General Therapeutic Mechanisms in Cognitive Behavioral Treatment of Chronic Pain». *Journal of Consulting and Clinical Psychology*, 83 (1), 1-11.

Bushnell, M. C., M. Čeko y L. A. Low (2013). «Cognitive and Emotional Control of Pain and Its Disruption in Chronic Pain». *Nature Reviews Neuroscience*, 14 (7), 502-511.

Ernst, M. M., H. L. O'Brien y S. W. Powers (2015). «Cognitive-Behavioral Therapy: How Medical Providers Can Increase Patient and Family Openness and Access to Evidence-Based Multimodal Therapy for Pediatric Migraine». *Headache*, 55 (10), 1382-1396.

Felitti, V. J., R. F. Anda, D. Nordenberg, D. F. Williamson, A. M. Spitz, V. Edwards *et al.* (1998). «Relationship of Childhood Abuse and Household Dysfunction to Many of the Leading Causes of Death in Adults». *American Journal of Preventive Medicine*, 14 (4), 245-258.

Finnerup, N. B. (2019). «Nonnarcotic Methods of Pain Management». *New England Journal of Medicine*, 380 (25), 2440-2448.

Fishbain, D. A., A. Pulikal, J. E. Lewis y J. Gao (2017). «Chronic Pain Types Differ in Their Reported Prevalence of Post-Traumatic Stress Disorder (PTSD) and There Is Consistent Evidence That Chronic Pain Is Associated with PTSD: An Evidence-Based Structured Systematic Review». *Pain Medicine*, 18 (4), 711-735.

Flor, H. (2014). «Psychological Pain Interventions and Neurophysiology: Implications for a Mechanism-Based Approach». *American Psychologist*, 69 (2), 188-196.

Garland, E., C. Brintz, A. Hanley, E. Roseen, R. Atchley, S. Gaylord *et al.* (2020). «Mind-Body Therapies for Opioid-Treated Pain: A Systematic Review and Meta-analysis». *Journal of the American Medical Association Internal Medicine*, 180 (1), 91-105.

Gatchel, R., Y. Peng, M. Peters, P. Fuchs y D. Turk (2007). «The Biopsychosocial Approach to Chronic Pain: Scientific Advances and Future Directions».
Psychological Bulletin, 133 (4), 581-624.

Hofmann, S. G., A. Asnaani, I. J. Vonk, A. T. Sawyer y A. Fang (2012). «The Efficacy of Cognitive Behavioral Therapy: A Review of Meta-analyses». *Cognitive
Therapy and Research*, 36 (5), 427-440.

Hughes, K., M. A. Bellis, K. A. Hardcastle, D. Sethi, A. Butchart, C. Mikton *et al.*
(2017). «The Effect of Multiple Adverse Childhood Experiences on Health:
A Systematic Review and Meta-analysis». *The Lancet Public Health*, 2 (8),
e356-e366.

Kerns, R. D., J. Sellinger y B. R. Goodin (2011). «Psychological Treatment of
Chronic Pain». *Annual Review of Clinical Psychology*, 7, 411-434.

Kroenke, K., J. Wu, M. J. Bair, E. E. Krebs, T. M. Damush y W. Tu (2011). «Reci-
procal Relationship Between Pain and Depression: A 12-Month Longitudinal Analysis in Primary Care». *The Journal of Pain*, 12 (9), 964-973.

Lumley, M. A., J. L. Cohen, G. S. Borszcz, A. Cano, A. M. Radcliffe, L. S. Porter
et al. (2011). «Pain and Emotion: A Biopsychosocial Review of Recent Research». *Journal of Clinical Psychology*, 67 (9), 942-968.

Majeed, M. H. y D. M. Sudak (2017). «Cognitive Behavioral Therapy for Chronic Pain —One Therapeutic Approach for the Opioid Epidemic». *Journal of
Psychiatric Practice*, 23, 409-414.

Malfliet, A., I. Coppieters, P. van Willgen, J. Kregel, K. De Pauw, M. Dolphens *et
al.* (2017). «Brain Changes Associated with Cognitive and Emotional Factors in Chronic Pain: A Systematic Review». *European Journal of Pain*, 21 (5),
769-786.

Petersen, G. L., N. B. Finnerup, K. Grosen, H. K. Pilegaard, I. Tracey, F. Benedet-
ti *et al.* (2014). «Expectations and Positive Emotional Feelings Accompany
Reductions in Ongoing and Evoked Neuropathic Pain Following Placebo
Interventions». *Pain*, 155, 2687-2698.

Rivat, C., C. Becker, A. Blugeot, B. Zeau, A. Mauborgne, M. Pohl *et al.* (2010).
«Chronic Stress Induces Transient Spinal Neuroinflammation, Triggering
Sensory Hypersensitivity and Long-Lasting Anxiety-Induced Hyperalge-
sia». *Pain*, 150, 358-368.

Roy, M., M. Piché, J. I. Chen, I. Peretz y P. Rainville (2009). «Cerebral and Spinal
Modulation of Pain by Emotions». *Proceedings of the National Academy of Sciences*, 106 (49), 20900-20905.

Schlereth, T. y F. Birklein (2008). «The Sympathetic Nervous System and Pain».
Neuromolecular Medicine, 10 (3), 141-147.

Skelly, A. C., R. Chou, J. R. Dettori, J. A. Turner, J. L. Friedly, S. D. Rundell *et al.*
(junio de 2018). «Noninvasive Nonpharmacological Treatment for Chro-
nic Pain: A Systematic Review». *Comparative Effectiveness Review*. Publicación
de AHRQ núm. 18-EHC013-EF. Rockville (Maryland), EUA: Agency for
Healthcare Research and Quality.

Stellar, J. E., N. John-Henderson, C. L. Anderson, A. M. Gordon, G. D. McNeil y D. Keltner (2015). «Positive Affect and Markers of Inflammation: Discrete Positive Emotions Predict Lower Levels of Inflammatory Cytokines». *Emotion*, 15, 129-133.

Sturgeon, J. A. (2014). «Psychological Therapies for the Management of Chronic Pain». *Psychology Research and Behavior Management*, 7, 115-124.

Tick, H., A. Nielsen, K. R. Pelletier, R. Bonakdar, S. Simmons, R. Glick *et al.* (2018). «Evidence-Based Nonpharmacologic Strategies for Comprehensive Pain Care: The Consortium Pain Task Force White Paper». *Explore: The Journal of Science and Healing*, 14 (3), 177-211.

Williams, A. C., C. Eccleston y S. Morley (2012). «Psychological Therapies for the Management of Chronic Pain (Excluding Headache) in Adults». Cochrane Database of Systematic Reviews, 11: CD007407.

Yoshino, A., Y. Okamoto, G. Okada, M. Takamura, N. Ichikawa, C. Shibasaki *et al.* (2018). «Changes in Resting-State Brain Networks After Cognitive-Behavioral Therapy for Chronic Pain». *Psychological Medicine*, 48 (7), 1148-1156.

Young, S. N. (2007). «How to Increase Serotonin in the Human Brain Without Drugs». *Journal of Psychiatry and Neuroscience*, 32 (6), 394-399.

Zhang, J. M. y J. An (2007). «Cytokines, Inflammation and Pain». *International Anesthesiology Clinics*, 45, 27-37.

Capítulo 3

Altier, N. y J. Stewart (1999). «The Role of Dopamine in the Nucleus Accumbens in Analgesia». *Life Sciences*, 65, 2269-2287.

Ambrose, K. R. y Y. M. Golightly (2015). «Physical Exercise as Non-pharmacological Treatment of Chronic Pain: Why and When». *Best Practice & Research. Clinical Rheumatology*, 29 (1), 120-130.

Antcliff, D., P. Keeley, M. Campbell, S. Woby, A. M. Keenan y L. McGowan (2018). «Activity Pacing: Moving Beyond Taking Breaks and Slowing Down». *Quality of Life Research*, 27 (7), 1933-1935.

Bantick, S. J., R. G. Wise, A. Ploghaus, S. Clare, S. N. Smith e I. Tracey (2002). «Imaging How Attention Modulates Pain in Humans Using Functional MRI». *Brain*, 125 (2), 310-319.

Birnie, K., C. Chambers y C. Spellman (2017). «Mechanisms of Distraction in Acute Pain Perception and Modulation». *Pain*, 158, 1012-1013.

Booth, J., G. L. Moseley, M. Schiltenwolf, A. Cashin, M. Davies y M. Hübscher (2017). «Exercise for Chronic Musculoskeletal Pain: A Biopsychosocial Approach». *Musculoskeletal Care*, 15 (4), 413-421.

Graham-Engeland, J. E., S. Song, A. Mathur, D. A. Wagstaff, L. C. Klein, C. Whetzel *et al.* (2019). «Emotional State Can Affect Inflammatory Responses to Pain Among Rheumatoid Arthritis Patients: Preliminary Findings». *Psychological Reports*, 122 (6), 2026-2049.

Hassett, A. L. y D. A. Williams (2011). «Non-pharmacological Treatment of Chronic Widespread Musculoskeletal Pain». *Best Practice & Research. Clinical Rheumatology*, 25, 299-309.

Hunt, M. G., R. Marx, C. Lipson y J. Young (2018). «No More FOMO: Limiting Social Media Decreases Loneliness and Depression». *Journal of Social and Clinical Psychology*, 37 (10), 751-768.

Linehan, M. (2021). *Manual de entrenamiento en habilidades DBT para el/la terapeuta*. Córdoba, España: Psara.

Luque-Suarez, A., J. Martinez-Calderon y D. Falla (2019). «Role of Kinesiophobia on Pain, Disability and Quality of Life in People Suffering from Chronic Musculoskeletal Pain: A Systematic Review». *British Journal of Sports Medicine*, 53, 554-559.

Martin, M. Y., L. A. Bradley, R. W. Alexander, G. S. Alarcón, M. Triana-Alexander, L. A. Aaron *et al.* (1996). «Coping Strategies Predict Disability in Patients with Primary Fibromyalgia». *Pain*, 68, 45-53.

Melzack, R. y P. D. Wall (1965). «Pain Mechanisms. A New Theory». *Science*, 150, 971-979.

Murphy, J., J. McKellar, S. Raffa, M. Clark, R. Kerns y B. Karlin (2014). *Cognitive Behavioral Therapy for Chronic Pain Among Veterans: Therapist Manual*. Washington, D. C. (EUA): U.S. Department of Veterans Affairs.

Torta, D. M., V. Legrain, A. Mouraux y L. Valentini (2017). «Attention to Pain! A Neurocognitive Perspective on Attentional Modulation of Pain in Neuroimaging Studies». *Cortex*, 89, 120-134.

Villemure, C. y M. C. Bushnell (2009). «Mood Influences Supraspinal Pain Processing Separately from Attention». *Journal of Neuroscience*, 29 (3), 705-715.

Capítulo 4

American Migraine Foundation (12 de noviembre de 2016). «Biofeedback and Relaxation Training for Headaches». Recuperado de https://americanmigrainefoundation.org/resource-library/biofeedback-and-relaxation-training-for-headaches/

Andrasik, F. (2010). «Biofeedback in Headache: An Overview of Approaches and Evidence». *Cleveland Clinic Journal of Medicine*, 77 (suplemento 3), S72-S76.

Bear, M. F., B. W. Connors y M. A. Paradiso (editores). (2007). *Neuroscience: Exploring the Brain* (2.ª ed.). Filadelfia (Pensilvania), EUA: Lippincott Williams & Wilkins.

Davidson, R. J., J. Kabat-Zinn, J. Schumacher, M. Rosenkranz, D. Muller, S. F. Santorelli *et al.* (2003). «Alterations in Brain and Immune Function Produced by Mindfulness Meditation». *Psychosomatic Medicine*, 65 (4), 564-570.

Fjorback, L. O., M. Arendt, E. Ornbøl, P. Fink y H. Walach (2011). «Mindfulness-Based Stress Reduction and Mindfulness-Based Cognitive Therapy: A Systematic Review of Randomized Controlled Trials». *Acta Psychiatrica Scandinavica*, 124 (2), 102-119.

Franke, H. A. (2014). «Toxic Stress: Effects, Prevention and Treatment». *Children* (Basilea, Suiza), 1 (3), 390-402.

Garland, E., C. Brintz, A. Hanley, E. Roseen, R. Atchley, S. Gaylord *et al.* (2020). «Mind-Body Therapies for Opioid-Treated Pain: A Systematic Review and Meta-analysis». *Journal of the American Medical Association Internal Medicine*, 180 (1), 91-105.

Gatchel, R. J., R. C. Robinson, C. Pulliam y A. M. Maddrey (2003). «Biofeedback with Pain Patients: Evidence for Its Effectiveness». *Seminars in Pain Medicine*, 1 (2), 55-66.

Hilton, L., S. Hempel, B. A. Ewing, E. Apaydin, L. Xenakis, S. Newberry *et al.* (2017). «Mindfulness Meditation for Chronic Pain: Systematic Review and Meta-analysis». *Annals of Behavioral Medicine*, 51 (2), 199-213.

Martucci, K. T. y S. C. Mackey (2018). «Neuroimaging of Pain: Human Evidence and Clinical Relevance of Central Nervous System Processes and Modulation». *Anesthesiology: The Journal of the American Society of Anesthesiologists*, 128 (6), 1241-1254.

Moseley, G. L., N. Zalucki, F. Birklein, J. Marinus, J. J. van Hilten y H. Luomajoki (2008). «Thinking About Movement Hurts: The Effect of Motor Imagery on Pain and Swelling in People with Chronic Arm Pain». *Arthritis Care and Research*, 59, 623-631.

Peper, E. y K. H. Gibney (2003). «A Teaching Strategy for Successful Hand Warming». *Somatics*, 14, 26-30.

Zeidan, F., K. T. Martucci, R. A. Kraft, N. S. Gordon, J. G. McHaffie y R. C. Coghill (2011). «Brain Mechanisms Supporting the Modulation of Pain by Mindfulness Meditation». *Journal of Neuroscience*, 31 (14), 5540-5548.

Zeidan, F., J. N. Baumgartner y R. C. Coghill (2019). «The Neural Mechanisms of Mindfulness-Based Pain Relief: A Functional Magnetic Resonance Imaging-Based Review and Primer». *Pain Reports*, 4 (4), e759.

Capítulo 5

Arntz, A. y L. Claassens (2004). «The Meaning of Pain Influences Its Experienced Intensity». *Pain*, 109, 20-25.

Atlas, L. y T. Wager (2012). «How Expectations Shape Pain». *Neuroscience Letters*, 520, 140-148.

Bannister, K. y A. H. Dickenson (2016). «What Do Monoamines Do in Pain Modulation?». *Current Opinion in Supportive and Palliative Care*, 10, 143-148.

Bushnell, M. C., M. Čeko y L. A. Low (2013). «Cognitive and Emotional Control of Pain and Its Disruption in Chronic Pain». *Nature Reviews Neuroscience*, 14 (7), 502-511.

Cano-García, F. J., L. Rodríguez-Franco y A. M. López-Jiménez (2013). «Locus of Control Patterns in Headaches and Chronic Pain». *Pain Research & Management*, 18 (4), e48-e54.

Colloca, L. y A. J. Barsky (2020). «Placebo and Nocebo Effects». *New England Journal of Medicine*, 382 (6), 554-561.

Eklund, A., D. de Carvalho, I. Pagé, A. Wong, M. S. Johansson, K. A. Pohlman *et al.* (2019). «Expectations Influence Treatment Outcomes in Patients with Low Back Pain. A Secondary Analysis of Data from a Randomized Clinical Trial». *European Journal of Pain*, 23 (7), 1378-1389.

Keedy, N. H., V. J. Keffala, E. M. Altmaier y J. J. Chen (2014). «Health Locus of Control and Self-Efficacy Predict Back Pain Rehabilitation Outcomes». *Iowa Orthopedic Journal*, 34, 158-165.

Kiecolt-Glaser, J. K., L. McGuire, T. F. Robles y R. Glaser (2002). «Psychoneuroimmunology: Psychological Influences on Immune Function and Health». *Journal of Consulting and Clinical Psychology*, 70 (3), 537-547.

Racine, M. (2018). «Chronic Pain and Suicide Risk: A Comprehensive Review». *Progress in Neuro-Psychopharmacology and Biological Psychiatry*, 87 (parte B), 269-280.

Stellar, J. E., N. John-Henderson, C. L. Anderson, A. M. Gordon, G. D. McNeil y D. Keltner (2015). «Positive Affect and Markers of Inflammation: Discrete Positive Emotions Predict Lower Levels of Inflammatory Cytokines». *Emotion*, 15, 129-133.

Sullivan, M. J. L., S. R. Bishop y J. Pivik (1995). «The Pain Catastrophizing Scale: Development and Validation». *Psychological Assessment*, 7, 524-532.

Tinnermann, A., S. Geuter, C. Sprenger, J. Finsterbusch y C. Büchel (2017). «Interactions Between Brain and Spinal Cord Mediate Value Effects in Nocebo Hyperalgesia». *Science*, 358, 105-108.

Wiech, K. (2016). «Deconstructing the Sensation of Pain: The Influence of Cognitive Processes on Pain Perception». *Science*, 354 (6312), 584-587.

Zhang, J. M. y J. An (2007). «Cytokines, Inflammation and Pain». *International Anesthesiology Clinics*, 45, 27-37.

Capítulo 6

Bedell, S. E., T. B. Graboys, E. Bedell y B. Lown (2004). «Words That Harm, Words That Heal». *Archives of Internal Medicine*, 164, 1365-1368.

Dunne, S., D. Sheffield y J. Chilcot (2018). «Brief Report: Self-Compassion, Physical Health, and the Mediating Role of Health-Promoting Behaviours». *Journal of Health Psychology*, 23, 993-999.

Fox, G. R., J. Kaplan, H. Damasio y A. Damasio (2015). «Neural Correlates of Gratitude». *Frontiers in Psychology*, 6, 1491.

Grant, A. M. y F. Gino (2010). «A Little Thanks Goes a Long Way: Explaining Why Gratitude Expressions Motivate Prosocial Behavior». *Journal of Personality and Social Psychology*, 98 (6), 946-955.

Hassett, A. L. (2018). «Remaining Positive About Positive Psychological Interventions for Pain». *Journal of the American Medical Association Network Open*, 1 (5), e182531.

Hayter, M. R. y D. S. Dorstyn (2014). «Resilience, Self-Esteem, and Self-Compassion in Adults with Spina Bifida». *Spinal Cord*, 52 (2), 167-171.

Hill, P. L., M. Allemand y B. W. Roberts (2013). «Examining the Pathways Between Gratitude and Self-Rated Physical Health Across Adulthood». *Personality and Individual Differences*, 54, 92-96.

Kini, P., J. Wong, S. McInnis, N. Gabana y J. W. Brown (2016). «The Effects of Gratitude Expression on Neural Activity». *NeuroImage*, 128, 1-10.

Matthewson, G. M., C. W. Woo, M. C. Reddan y T. D. Wager (2019). «Cognitive Self-Regulation Influences Pain-Related Physiology». *Pain*, 160 (10), 2338-2349.

Natraj, N. y K. Ganguly (2018). «Shaping Reality Through Mental Rehearsal». *Neuron*, 97 (5), 998-1000.

Nery-Hurwit, M., J. Yun y V. Ebbeck (2018). «Examining the Roles of Self-Compassion and Resilience on Health-Related Quality of Life for Individuals with Multiple Sclerosis». *Disability and Health Journal*, 11 (2), 256-261.

Palermo, T. M. (2012). *Cognitive-Behavioral Therapy for Chronic Pain in Children and Adolescents*. Nueva York, EUA: Oxford University Press.

Sansone, R. A. y L. A. Sansone (2010). «Gratitude and Well Being: The Benefits of Appreciation». *Psychiatry* (Eldgmont), 7 (11), 18-22.

Capítulo 7
Akbari, F., M. Dehghani, A. Khatibi y T. Vervoort (2016). «Incorporating Family Function into Chronic Pain Disability: The Role of Catastrophizing». *Pain Research and Management*, 2016, 2938596.

Ambrose, K. R. y Y. M. Golightly (2015). «Physical Exercise as Non-pharmacological Treatment of Chronic Pain: Why and When». *Best Practice & Research. Clinical Rheumatology*, 29 (1), 120-130.

Bannister, K. y A. H. Dickenson (2016). «What Do Monoamines Do in Pain Modulation?». *Current Opinion in Supportive and Palliative Care*, 10, 143-148.

Barile, J. P., V. J. Edwards, S. S. Dhingra y W. W. Thompson (2015). «Associations Among County-Level Social Determinants of Health, Child Maltreatment y Emotional Support on Health-Related Quality of Life in Adulthood». *Psychology of Violence*, 5 (2), 183-191.

Barton, J. y J. Pretty (2010). «What Is the Best Dose of Nature and Green Exercise for Improving Mental Health? A Multi-Study Analysis». *Environmental Science and Technology*, 44 (10), 3947-3955.

Beetz, A., K. Uvnäs-Moberg, H. Julius y K. Kotrschal (2012). «Psychosocial and Psychophysiological Effects of Human-Animal Interactions: The Possible Role of Oxytocin». *Frontiers in Psychology*, 3, 234.

Booth, F., C. Roberts y M. Laye (2012). «Lack of Exercise Is a Major Cause of Chronic Diseases». *Comprehensive Physiology*, 2, 1143-1211.

Brasure, M., E. Fuchs, R. MacDonald, V. A. Nelson, E. Koffel, C. M. Olson *et al.* (2016). «Psychological and Behavioral Interventions for Managing Insomnia

Disorder: An Evidence Report for a Clinical Practice Guideline by the American College of Physicians». *Annals of Internal Medicine*, 165, 113-124.

Bratman, G. N., J. P. Hamilton y G. C. Daily (2012). «The Impacts of Nature Experience on Human Cognitive Function and Mental Health». *Annals of the New York Academy of Sciences*, 1249 (1), 118-136.

Cacioppo, J. T., S. Cacioppo, J. P. Capitanio y S. W. Cole (2015). «The Neuroendocrinology of Social Isolation». *Annual Review of Psychology*, 66, 733-767.

Diette, G. B., N. Lechtzin, E. Haponik, A. Devrotes y H. R. Rubin (2003). «Distraction Therapy with Nature Sights and Sounds Reduces Pain During Flexible Bronchoscopy: A Complementary Approach to Routine Analgesia». *Chest*, 123, 941-948.

Dölen, G., A. Darvishzadeh, K. W. Huang y R. C. Malenka (2013). «Social Reward Requires Coordinated Activity of Nucleus Accumbens Oxytocin and Serotonin». *Nature*, 501, 179-184.

Falbe, J., K. K. Davison, R. L. Franckle, C. Ganter, S. L. Gortmaker, L. Smith *et al.* (2015). «Sleep Duration, Restfulness, and Screens in the Sleep Environment». *Pediatrics*, 135 (2), e367-e375.

Felitti, V., R. Anda, D. Nordenberg, D. Williamson, A. Spitz, V. Edwards *et al.* (2019). «Relationship of Childhood Abuse and Household Dysfunction to Many of the Leading Causes of Death in Adults: The Adverse Childhood Experiences (ACE) Study». *American Journal of Preventive Medicine*, 56 (6), 774-786.

Gardner, A. (2014). «Ten Exercises for People in Pain». Recuperado de https://www.health.com/condition/fibromyalgia/10-exercises-for-people-in-pain.

Hartig, T., R. Mitchell, S. de Vries y H. Frumkin (2014). «Nature and Health». *Annual Review of Public Health*, 35, 207-228.

Holt-Lunstad, J., T. Smith, M. Baker, T. Harris y D. Stephenson (2015). «Loneliness and Social Isolation as Risk Factors for Mortality: A Meta-Analytic Review». *Perspectives on Psychological Science*, 10, 227-237.

Johnson, M. I. (2019). «The Landscape of Chronic Pain: Broader Perspectives». *Medicina*, 55 (5), E182.

Karayannis, N., I. Baumann, J. Sturgeon, M. Melloh y S. Mackey (2019). «The Impact of Social Isolation on Pain Interference: A Longitudinal Study». *Annals of Behavioral Medicine*, 53 (1), 65-74.

Koffel, E., S. M. McCurry, M. T. Smith y M. V. Vitiello (2019). «Improving Pain and Sleep in Middle-Aged and Older Adults: The Promise of Behavioral Sleep Interventions». *Pain*, 160 (3), 529-534.

Krach, S., F. M. Paulus, M. Bodden y T. Kircher (2010). «The Rewarding Nature of Social Interactions». *Frontiers in Behavioral Neuroscience*, 4, 22.

Kross, E., M. Berman, W. Mischel, E. Smith y T. Wager (2011). «Social Rejection Shares Somatosensory Representations with Physical Pain». *Proceedings of the National Academy of Sciences*, 108 (15), 6270-6275.

Luo, Y., L. C. Hawkley, L. J. Waite y J. T. Cacioppo (2012). «Loneliness, Health, and Mortality in Old Age: A National Longitudinal Study». *Social Science and Medicine*, 74 (6), 907-914.

Malenbaum, S., F. J. Keefe, A. Williams, R. Ulrich y T. J. Somers (2008). «Pain in Its Environmental Context: Implications for Designing Environments to Enhance Pain Control». *Pain*, 134 (3), 241-244.

Mayo Clinic (15 de diciembre de 2017). «Nutrition and Pain». https://www.mayoclinic.org/nutrition-and-pain/art-20208638.

Mayo Clinic (Sin fecha). «Migraine: Symptoms and Causes». https://www.mayoclinic.org/diseases-conditions/migraine-headache/symptoms-causes/syc-20360201.

Mead, M. N. (2008). «Benefits of Sunlight: A Bright Spot for Human Health». *Environmental Health Perspectives*, 116 (4), A160-A167.

Mubanga, M., L. Byberg, C. Nowak, A. Egenvall, P. K. Magnusson, E. Ingelsson *et al.* (2017). «Dog Ownership and the Risk of Cardiovascular Disease and Death —A Nationwide Cohort Study». *Scientific Reports*, 7 (1), 15821.

Murillo-García, A., S. Villafaina, J. C. Adsuar, N. Gusi y D. Collado-Mateo (2018). «Effects of Dance on Pain in Patients with Fibromyalgia: A Systematic Review and Meta-analysis». *Evidence-Based Complementary and Alternative Medicine*, 2018, ID 8709748.

National Institutes of Health. «Vitamin D Fact Sheet for Health Professionals». https://ods.od.nih.gov/factsheets/VitaminD-HealthProfessional.

Nijs, J., O. Mairesse, D. Neu, L. Leysen, L. Danneels, B. Cagnie *et al.* (2018). «Sleep Disturbances in Chronic Pain: Neurobiology, Assessment, and Treatment in Physical Therapist Practice». *Physical Therapy*, 98 (5), 325-335.

Palermo, T. M., C. R. Valrie y C. W. Karlson (2014). «Family and Parent Influences on Pediatric Chronic Pain: A Developmental Perspective». *American Psychologist*, 69 (2), 142-152.

Pearce, E., R. Wlodarski, A. Machin y R. Dunbar (2017). «Variation in the ß endorphin, Oxytocin, and Dopamine Receptor Genes Is Associated with Different Dimensions of Human Sociality». *Proceedings of the National Academy of Sciences of the United States of America*, 114 (20), 5300-5305.

Qaseem, A., D. Kansagara, M. A. Forciea, M. Cooke y T. D. Denberg para el Comité de Directrices Clínicas del American College of Physicians (2016). «Management of Chronic Insomnia Disorder in Adults: A Clinical Practice Guideline from the American College of Physicians». *Annals of Internal Medicine*, 165 (2), 125-133.

Sturgeon, J. A. y A. J. Zautra (2016). «Social Pain and Physical Pain: Shared Paths to Resilience». *Pain Management*, 6 (1), 63-74.

Tick, H. (2015). «Nutrition and Pain». *Physical Medicine and Rehabilitation Clinics of North America*, 26, 309-320.

Trauer, J. M., M. Y. Qian, J. S. Doyle, S. M. Rajaratnam y D. Cunnington (2015). «Cognitive Behavioral Therapy for Chronic Insomnia: A Systematic Review and Meta-analysis». *Annals of Internal Medicine*, 163, 191-204.

U.S. Department of Health and Human Services (US DHHS, 9 de mayo de 2019). «Pain Management Best Practices Inter-Agency Task Force Report: Updates, Gaps, Inconsistencies, and Recommendations». https://www.hhs. gov/ash/advisory-committees/pain/reports/index.html.

Van Hecke, O., N. Torrance y B. H. Smith (2013). «Chronic Pain Epidemiology—Where Do Lifestyle Factors Fit In?». *British Journal of Pain*, 7, 209-217.

Young, S. N. (2007). «How to Increase Serotonin in the Human Brain Without Drugs». *Journal of Psychiatry and Neuroscience*, 32 (6), 394-399.

Capítulo 8

Harris, S., S. Morley y S. Barton (2003). «Role Loss and Emotional Adjustment in Chronic Pain». *Pain*, 105, 363-370.

Hebb, D. (1949). *The Organization of Behavior: A Neuropsychological Theory*. Nueva York, EUA: Wiley.

Sobre la autora y el autor del prólogo

Rachel Zoffness, PhD y máster en Ciencias, es profesora en la facultad de Medicina de la Universidad de California en San Francisco, donde enseña sobre el dolor a residentes médicos e internos, y forma parte del comité directivo de la Asociación Estadounidense de Psicología del Dolor. Es psicóloga especializada en dolor, autora, consultora médica y formadora especializada en el dolor y las enfermedades crónicas. Es autora del libro *The Chronic Pain and Illness Workbook for Teens* [Manual de trabajo para adolescentes sobre el dolor y las enfermedades crónicos]; lanzó la columna «Pain, Explained» de *Psychology Today*, y fue miembro honoraria de Mayday Pain Advocacy en 2020. Se formó en la Universidad Brown, la Universidad de Columbia, la Universidad de California en San Diego, la Universidad Estatal de San Diego y el hospital Monte Sinaí San Lucas. Imparte conferencias y formación para profesionales de la salud de diversos campos y ofrece asesoramiento a profesionales de la medicina y hospitales de todo el mundo.

El autor del prólogo, **Mark A. Schumacher**, médico y PhD, es profesor y jefe de la división de Medicina del Dolor en el Departamento de Anestesia y Atención Perioperatoria de la Universidad de California en San Francisco (UCSF). Schumacher es director del Centro de Investigaciones sobre el Dolor y las Adicciones de la UCSF; recientemente formó parte del Comité de las Academias Nacionales de Ciencia, Ingeniería y Medicina, y fue coautor de un informe sobre la epidemia de opioides. A lo largo de su carrera, ha buscado formas de transmitir los aspectos científicos y la práctica de la medicina del dolor; en este ámbito, dirigió un Centro de Excelencia en Educación sobre el Dolor de los Institutos Nacionales de la Salud en la UCSF.